CAROLINE EBERT

NEURONALES SEHTRAINING

Gutes Sehen beginnt im Gehirn

Schirner Verlag

Die Ratschläge in diesem Buch sind sorgfältig erwogen und geprüft. Sie bieten jedoch keinen Ersatz für kompetenten medizinischen Rat, sondern dienen der Begleitung und der Anregung der Selbstheilungskräfte. Alle Angaben in diesem Buch erfolgen daher ohne Gewährleistung oder Garantie seitens der Autorin oder des Verlages. Eine Haftung der Autorin bzw. des Verlages und seiner Beauftragten für Personen-, Sach- und Vermögensschäden ist ausgeschlossen.

Wir verzichten auf das Einschweißen unserer Bücher – **UNSERER UMWELT ZULIEBE!**

ISBN Printausgabe 978-3-8434-1559-0
ISBN E-Book 978-3-8434-6539-7

Caroline Ebert:
Neuronales Sehtraining
Gutes Sehen beginnt im Gehirn

Birkenweg 14a, 64295 Darmstadt
E-Mail: gpsr@schirner.com

Umschlag: Hülya Sözer & Anna Twele, Schirner, unter Verwendung von # 2348550837 (© Pavlova Yuliia) und # 1181365240 (© bannosuke), www.shutterstock.com
Layout: Anna Twele, Schirner
Lektorat: Claudia Simon & Bastian Rittinghaus, Schirner
Printed by: Ren Medien GmbH, Germany

www.schirner.com

2. Auflage Februar 2025

INHALT

Vorwort **5**

Einführung **7**

Vom Auge zum Gehirn – ein Überblick 9
Was ist neuronales Sehtraining? 12

Entspannung für die Augen **17**

Neuronen in Aktion – der Sehprozess **22**

Sehen ist Nervensache 25
Teamwork im Gehirn 28
Das Was und das Wo – die Pfade der visuellen Verarbeitung 34
Spezielle visuelle Verarbeitungsmechanismen 38

Ohne sieht man besser: frühkindliche Reflexe **45**

Jetzt wird's bunt – Sehtraining mit Formen und Farben **60**

Formen 62
Farben 67
Anleitung für das Training mit Formen und Farben 70
Richtungswahrnehmung 77
Kontrastsehen 79

Augen in Bewegung **83**

Sakkaden 86
Locker aus der Hand 94

Schärfe und Tiefe im Blick **100**
Akkommodation 100
Fusion 107
Aus dem Augenwinkel **110**
Alles im Lot – Balance und Bildstabilität **116**
Das Gleichgewicht und das Sehen 116
Der Nacken und das Sehen 124
Die Zunge und das Sehen 130
Mit allen Sinnen sehen **136**
Der Geruchssinn und das Sehen 138
Der Geschmackssinn und das Sehen 143
Der Hörsinn und das Sehen 150
Der Tastsinn und das Sehen 155
Nachwort **160**
Über die Autorin **162**
Übungsverzeichnis **163**
Bildnachweis **166**

VORWORT

Seit über 25 Jahren beschäftige ich mich nun schon mit den Augen, zunächst als Optikerin, dann als Augenoptikermeisterin und seit 2012 als Sehtrainerin. Zu Beginn schenkte ich den Nerven und Gehirnarealen, die am Sehen beteiligt sind, keine große Beachtung. Mir ging es in erster Linie um eine klare Abbildung des Gesehenen auf der Netzhaut des Auges. Das zu erreichen, sah ich als Sinn und Zweck meines beruflichen Wirkens an. Dieser Fokus hat sich jedoch im Laufe der Zeit gewandelt bzw. erweitert.

Die nervliche Versorgung des Auges ist nicht nur für die Reizweiterleitung ans Gehirn essenziell, sondern z. B. auch für die Steuerung der Augenbewegungen, die Regulation der Pupillenweite oder die Anpassung der Linse zur Scharfeinstellung. Jedoch ist das ein Erkenntnisprozess, auf den man sich erst einmal einlassen muss. Solange man das Auge als eine Art organischen Fotoapparat und vom restlichen Körper isoliert betrachtet, besteht in der Regel wenig Interesse daran, sich mit Neuronen zu beschäftigen.

Ich möchte Ihnen zeigen, dass dieses Thema außerordentlich wichtig ist und in das Sehtraining integriert werden sollte. Denn viele Bereiche des Gehirns sind am Sehprozess beteiligt und können auf unterschiedliche Weise trainiert werden. Es ist höchst spannend, wie alles im Körper zusammenhängt und wir ganz gezielt Einfluss auf ihn nehmen können.

So wünsche ich Ihnen viele neue, tiefe Erkenntnisse und vor allem Erfolg beim Trainieren Ihres Sehsinns.

Caroline Ebert

EINFÜHRUNG

Bevor wir uns den Hintergründen und Zusammenhängen des neuronalen Sehtrainings widmen, möchte ich Ihnen einen Einblick in meine eigenen Erfahrungen auf diesem Gebiet geben.

Ich war schon immer auf der Suche nach Möglichkeiten, schnell gute Ergebnisse beim Sehtraining zu erzielen. Die Kinesiologie hatte mir dahin gehend bereits viele unterschiedliche Wege aufgezeigt. Doch dann entdeckte ich das neuronale Sehtraining, das seither meine Kurse bereichert. Mir war zuvor bereits klar gewesen, dass das Sehvermögen auch vom Gehirn abhängig ist. Doch dass man dieses Wissen nutzen kann, um das Sehtraining zu optimieren, indem man beispielsweise herausfindet, welche Übung die individuell richtige ist, und damit sofortige Ergebnisse erzielen und so Zweifler schnell überzeugen kann, war mir neu.

Während ich dieses Buch schreibe, reise ich durch Deutschland und gebe Kurse. Gestern landete ich auf einem Campingplatz am Ammersee. Dort wurde ich von dem Platzwart nach meiner Tätigkeit gefragt. Wie es oft der Fall ist, war das Sehtraining für ihn etwas völlig Neues, und er reagierte sehr skeptisch hinsichtlich der Wirkung. Während unseres Gesprächs erzählte er, dass er Verkehrsschilder nicht mehr gut erkennen könne, also kurzsichtig sei. Anstatt mich mit langen Erklärungen aufzuhalten, schlug ich ihm kurzerhand vor, einfach selbst eine neuronale Sehübung auszuprobieren, und er war einverstanden. In der Nähe hing ein Schild mit den Preisen für die Übernachtungen, das uns als Sehtafel gelegen kam. Ich bat den Mann, sich so hinzusetzen, dass er geradeaus auf das Schild blickte. Zwar konnte er die Schrift darauf lesen, er sah sie jedoch verschwommen.

Mit seinem Einverständnis legte ich meine Hand an seinen Hinterkopf und forderte ihn auf, so fest wie möglich aus dem Nacken heraus dagegenzudrücken. Nachdem wir diese Position für etwa 15 Sekunden gehalten hatten, fragte ich ihn, ob sich etwas verändert hatte. Und tatsächlich nahm er die Schrift als dunkler und klarer, also besser lesbar wahr. Der Mann war begeistert und wäre am liebsten gleich mit in meinen bevorstehenden Kurs gekommen. Früher hätte ich in einer solchen Situation viel argumentieren müssen und wahrscheinlich dennoch nur Ungläubigkeit geerntet. Seitdem ich um die neuronalen Zusammenhänge weiß, kann ich mit unmittelbaren Ergebnissen überzeugen.

Bevor Sie diese Übung selbst ausprobieren, sollten Sie wissen, dass sie nicht bei allen Menschen eine sofortige Verbesserung bewirkt. Wäre es so, bräuchte es dieses Buch nicht. Aufgrund meiner Berufserfahrung wusste ich aber, welche Technik am wahrscheinlichsten zum Erfolg führen würde.

Ich könnte noch von vielen weiteren Erlebnissen wie diesem berichten. Mittlerweile beginne ich meine Kurse damit, dass ich die Teilnehmer auffordere, mir keinen Glauben zu schenken, sondern lieber selbst zu testen und zu messen, ob die Übungen Wirkung zeigen. Das macht allen viel Spaß, und wenn sie erleben, dass es funktioniert, sind sie auch offen für die Theorie dahinter.

Vom Auge zum Gehirn – ein Überblick

Das Sehen ist ein komplexer Vorgang, der die Zusammenarbeit von Augen und Gehirn erfordert, um visuelle Informationen zu erfassen und zu verarbeiten. Für diejenigen unter Ihnen, die sich vielleicht zum ersten Mal mit dem Sehprozess bzw. Sehtraining beschäftigen, und für alle anderen als kleine Auffrischung möchte ich hier zunächst einen Überblick über die wichtigsten Schritte geben.

Lichtwahrnehmung: Licht wird von einer Lichtquelle ausgestrahlt oder von Objekten reflektiert. Es tritt durch die Hornhaut, die klare, kuppelförmige Vorderfläche des Auges. Sie hilft, das Licht zu fokussieren.

Lichtfokussierung: Nach der Hornhaut durchquert das Licht die vordere Augenkammer, die mit Kammerwasser gefüllt ist. Das Licht passiert die Pupille. Die Iris steuert deren Größe und somit die Lichtmenge, die ins Auge gelangt. Die Linse hinter der Pupille verändert ihre Form, um das Licht genau auf der Netzhaut zu bündeln. Sie ist für die Feinjustierung des Fokus verantwortlich. Das Licht durchquert den Glaskörper, eine gelartige Substanz, die den Augapfel ausfüllt und stützt.

Lichtaufnahme und Signalverarbeitung: Das Licht trifft auf die Netzhaut, eine lichtempfindliche Schicht im hinteren Teil des Auges, die verschiedene Sehzellen (Fotorezeptoren) enthält. Diese wandeln das Licht in elektrische Signale um und leiten diese weiter zum Sehnerv.

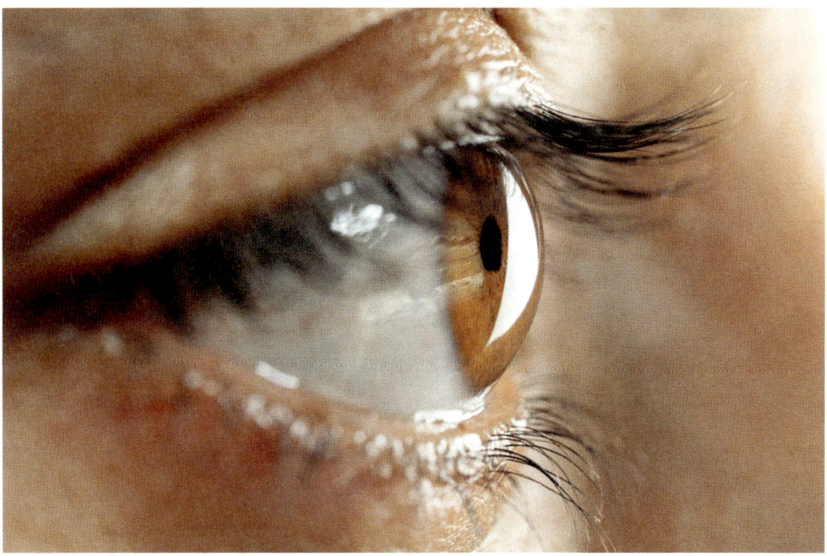

Weiterleitung zum Gehirn: Die elektrischen Signale werden über den Sehnerv zum Gehirn geleitet. Dabei gelangen die aus dem linken Gesichtsfeld in die rechte Gehirnhälfte, die aus dem rechten Gesichtsfeld in die linke Gehirnhälfte. Im Thalamus, der als Relaisstation dient, werden die Informationen zum visuellen Kortex geleitet.

Verarbeitung im Gehirn: Im visuellen Kortex erfolgt die primäre Verarbeitung der Bildinformationen. Hier werden grundlegende Merkmale wie Kanten, Kontraste und Bewegungen erkannt. Verschiedene Areale des Gehirns verarbeiten die Informationen weiter, um komplexere Merkmale wie Formen, Farben und Objekte zu erkennen und zu interpretieren.

Integration und Interpretation: Die visuellen Informationen werden mit dem Input aus anderen Sinnessystemen zusammengeführt. Das Gehirn interpretiert die Daten und erzeugt ein bewusstes visuelles Erlebnis, das es uns ermöglicht, auf das, was wir sehen, zu reagieren.

Dieser Prozess läuft kontinuierlich und extrem schnell ab, wodurch wir in der Lage sind, unsere Umwelt nahezu in Echtzeit wahrzunehmen und mit ihr zu interagieren.

Was ist neuronales Sehtraining?

Neuronen sind spezialisierte Nervenzellen, die für die Reizaufnahme sowie die Weitergabe und Verarbeitung von Nervenimpulsen zuständig sind. Der eigentliche Sehvorgang beginnt, wenn Lichtstrahlen im Auge auf die Netzhaut (Retina) treffen. Dabei handelt es sich um ein sehr dünnes Gewebe von nur 0,1 bis 0,5 mm, das aus zehn Schichten besteht.

Aus neuronaler Sicht lassen sich die Nervenzellen der Netzhaut in drei Gruppen einteilen:

- **fotorezeptive Zellen:** Sie wandeln das eintreffende Licht in Nervenimpulse um. Dabei sind die Zapfen für das Farb- und die Stäbchen für das Schwarz-weiß-Sehen zuständig.
- **Interneuronen:** Sie verschalten die fotorezeptiven Zellen untereinander und können so die Lichtreize modulieren. Dazu gehören die weiterleitenden Bipolarzellen, die querverbindenden Horizontalzellen sowie die Amakrinzellen.
- **Ganglienzellen:** Sie bilden den Ausgang der Netzhaut und leiten die visuellen Reize über den Sehnerv weiter.

Fixieren wir ein Objekt, so wird es im Zentrum der Netzhaut, der Fovea centralis, abgebildet. Hier ist die Sehschärfe am höchsten. Dafür sorgen etwa 50 000 Ganglienzellen/mm^2, während es in der Peripherie nur 1000 Ganglienzellen/mm^2 gibt. Zudem liegt hier eine Eins-zu-eins-Verschaltung der Zapfen mit den Ganglienzellen vor, was eine hohe Detailgenauigkeit bei der visuellen Verarbeitung ermöglicht. Am Rand der Netzhaut ist diese Verschaltung weniger direkt, was zu einer geringeren Sehschärfe führt. Obwohl die Fovea centralis nur 0,01 % der Netzhaut ausmacht, verarbeitet etwa die Hälfte der Neuronen in den visuellen Zentren die Informationen, die von ihr und ihrer direkten Umgebung stammen.

Am Sehprozess sind noch viele weitere Neuronen beteiligt. Jedes Auge hat über eine Million Nervenfasern, die den jeweiligen Sehnerv bilden. Die beiden Sehnerven kreuzen sich im Chiasma opticum und verlaufen durch die optischen Trakten zu den seitlichen Kniehöckern. Von dort gehen die Signale durch die gratioletsche Sehstrahlung zur primären Sehrinde im hinteren Teil des Gehirns (Großhirnrinde). Auch andere Teile des Gehirns wie das Zwischenhirn, das Mittelhirn, die Brücke (Pons), das verlängerte Mark (Medulla oblongata), das Kleinhirn sowie verschiedene Gehirnlappen beeinflussen das Sehen durch neuronale Prozesse.

Die äußeren und inneren Augenmuskeln werden ebenfalls durch Nerven innerviert, bekommen also Impulse, woraufhin sie sich an- oder entspannen. Der Pupillenreflex wird neuronal gesteuert, und die Form der Pupille kann sich unter Stress verformen und entrunden. Das Feld des neuronalen Sehtrainings ist folglich sehr weit.

In meinen vorherigen Büchern bin ich auf diese Bereiche nicht näher eingegangen, weil ich darin den Fokus auf die emotionalen Themen bzw. Hintergründe von Augenveränderungen gelegt habe. Der Grund, weshalb ich das in diesem Werk nun nachholen möchte, ist ganz einfach: Jede emotionale Blockade wird vom Gehirn an den Körper weitergegeben. Wenn es uns gelingt, die Blockade aufzuspüren, die zu einer organischen Veränderung geführt hat, wir sie dann mit der passenden Übung lösen, kann sich das Auge wieder harmonisieren.

Unser Sehvermögen ist abhängig von der Augengesundheit, der Abbildungsqualität der Augen sowie der Verarbeitung der Sehinformationen im Gehirn. Aber haben Sie vielleicht schon von »Sehen ohne Augen« gehört? Es gibt die Theorie, dass das Gehirn so trainiert werden kann, dass die Außenwelt auch mit geschlossenen Augen fast eins zu eins wie mit geöffneten wahrgenommen wird. Ob man dem Glauben schenken will oder nicht, Fakt ist, dass das Gehirn einen großen Anteil am Sehprozess hat – Wissenschaftler gehen von 80 bis 90 % aus. Deshalb ist es mir so wichtig, das Training der Augen um die neuronalen Aspekte zu erweitern.

Augentraining ist ein Teilbereich des Sehtrainings. Er begrenzt sich auf die Augen bzw. die **Augenmuskulatur.** Wer meine bisherigen Bücher gelesen hat, der weiß, dass man durch das Training der Augenmuskulatur Fehlsichtigkeiten wie Kurzsichtigkeit, (Alters-)Weitsichtigkeit und Hornhautverkrümmung korrigieren kann.

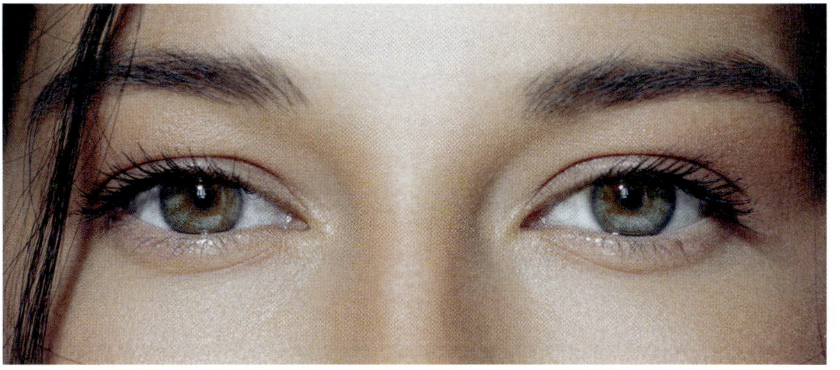

Für alle anderen ganz knapp: Um unsere Augen herum befinden sich sechs Augenmuskeln, die den Augapfel durch Anspannung/Verspannung aus seiner ursprünglichen Form bringen können. Eine Längenänderung von nur 1 mm bewirkt bereits eine Fehlsichtigkeit von 3 dpt (Dioptrien). Bei Kurzsichtigkeit wird der Augapfel in die Länge gezogen, bei Weitsichtigkeit wird er gestaucht. Ziehen die Augenmuskeln unregelmäßig am Auge, entsteht eine Hornhautverkrümmung. Auch Verspannungen der inneren Augenmuskeln, z. B. des Ziliarmuskels, können Fehlsichtigkeiten verursachen. Das Training dieser Muskeln bewirkt, dass sich die Blockaden lösen und somit die Augen wieder in einen entspannten Zustand übergehen können.

Während sich das Augentraining primär auf die äußeren und inneren Augenmuskeln konzentriert, um Verspannungen zu lösen und so Fehlsichtigkeiten zu korrigieren, geht das neuronale Sehtraining darüber hinaus, indem es das **gesamte visuelle System** einbezieht. Der Ansatz basiert auf der Erkenntnis, dass die Augen eng mit dem Gehirn und dem Nervensystem verbunden sind. Das Training beinhaltet somit Übungen, die nicht nur die Augenmuskulatur, sondern vor allem auch die neuronalen Verbindungen, die an der Verarbeitung des Gesehenen beteiligt sind, stimulieren. Dabei wird die Plastizität des Gehirns genutzt, also dessen Fähigkeit, sich durch die Bildung und Veränderung neuronaler Verbindungen an neue Informationen und Erfahrungen anzupassen. Das wirkt sich auch wieder entspannend auf die Augenmuskeln aus, weil besonders emotionale Reaktionen auf das Gesehene, die vom Gehirn an jene zurückgegeben werden und für ein Verkrampfen sorgen, gewandelt werden.

Neben Menschen mit klassischen Sehproblemen richtet neuronales Sehtraining sich ebenso an Personen, die ihre kognitiven Fähigkeiten, Reaktionszeiten und die Integration von visuellen Informationen verbessern wollen. Dazu gehören beispielsweise auch Sportler wie Tennisspieler, deren Erfolg u. a. davon abhängt, dem Ball auf dem Court präzise folgen und entsprechend schnell darauf reagieren zu können.

ENTSPANNUNG FÜR DIE AUGEN

Das Auge und die Augenmuskeln werden sowohl sympathisch als auch parasympathisch gesteuert. Das sympathische Nervensystem reguliert die Körperfunktionen bei Aktion und in Stresssituationen, während das parasympathische Nervensystem in Ruhephasen für Regeneration sorgt. Da beide Systeme antagonistisch, also entgegengesetzt wirken, sollten sie immer wieder in Balance gebracht werden.

Die Pupille sollte eigentlich rund sein, doch das ist nicht immer der Fall. Abweichungen können psychische oder physische Blockaden im Körper anzeigen. Wo genau diese Verformung auftritt, lässt darauf schließen, welche Körperbereiche betroffen sind. Diese Zusammenhänge sind aus der Irisanalyse bekannt.

Die Größe der Pupille verändert sich je nach Lichteinfall. Sie verkleinert sich bei Helligkeit und weitet sich bei Dunkelheit, damit genug Licht ins Augeninnere kommen kann. Weil die Steuerung durch das sympathische und das parasympathische Nervensystem erfolgt, kann es vorkommen, dass Ihre Pupillen auch bei guten Lichtverhältnissen vergrößert sind, wenn Sie unter Druck stehen, starke Schmerzen oder Angst haben.

In der Optometrie gibt es einen Test, der gut zeigt, wie gestresst eine Person ist. Zunächst betrachtet man die Größe und Form der Pupillen unter normalem Tageslicht. Sie sollten etwa 2 bis 3 mm im Durchmesser sein. Mit einer Taschenlampe leuchtet man seitlich auf eine Pupille und beobachtet deren Reaktion. Bei einer ausgeglichenen Person verengt sie sich für mindestens 15 Sekunden. Ist der Mensch innerlich angespannt, beginnt die Pupille, zu pulsieren: Sie erweitert sich und verengt sich wieder. Je schneller und ausgedehnter diese Bewegungen sind, desto größer ist der Stresslevel. Manchmal verengt sich die Pupille bei Lichteinfall fast gar nicht, was auf enormen Stress oder eine Schädigung des zentralen Nervensystems hinweist.

Dieser Test wird anschließend auch bei Dunkelheit und jeweils für die Ferne und die Nähe durchgeführt. Im Dunkeln beträgt die Ausgangsgröße der Pupille normalerweise 6 bis 8 mm im Durchmesser.

Um den Stresslevel zu senken und die Pupillenreaktion zu normalisieren, eignen sich Übungen zur **Stimulierung des Vagusnervs.** Er ist der Hauptnerv des parasympathischen Nervensystems.

In Bezug auf die Augen und das Sehen hat der Vagusnerv folgende Funktionen:

- **Pupillenverengung:** Der Vagusnerv bewirkt die Verengung der Pupillen, was eine höhere Tiefenschärfe und somit eine bessere Sehleistung bewirkt. Eine kleinere Pupille sorgt für eine bessere optische Abbildung.
- **Tränenfilmproduktion:** Der Vagusnerv erhöht die Tränenproduktion, was besonders bei trockenen Augen durch die Arbeit am Bildschirm, nach Augenoperationen oder bei grauem Star hilfreich ist.
- **Augeninnendruck:** Der Vagusnerv senkt den Augeninnendruck und den Blutdruck allgemein. Dies ist hilfreich für Menschen mit Glaukom und Bluthochdruck, weil hoher Blutdruck zu Netzhauteinblutungen führen kann.
- **Akkommodation:** Der Vagusnerv verbessert die Akkommodation, also die Fähigkeit der Augenlinse, sich auf unterschiedliche Entfernungen einzustellen. Dies hilft Menschen, die Probleme haben, in der Nähe scharf zu sehen.
- **Augenaktivität:** Der Vagusnerv steigert die allgemeine Augenaktivität, was zu einer besseren Sehkraft führt und den Augen und ihren Zellen Erholung verschafft.
- **Gesichtsfeld:** Der Vagusnerv sorgt dafür, dass sich das seitliche Gesichtsfeld erweitert, das durch Stress und häufige Bildschirmarbeit oft eingeengt ist.

- **Nahsehen:** Der Vagusnerv unterstützt das Sehen im Nahbereich, weil er die dazu erforderliche Augenstellung nach innen (Esophorie) fördert. Viele Menschen haben Probleme damit, ein Objekt in der Nähe zu fokussieren. Ob Sie betroffen sind, können Sie mit der folgenden kleinen Sehtafel herausfinden. Halten Sie dazu das Buch im Abstand von 30 cm auf Augenhöhe vor sich. Bis zu welcher Zeile können Sie die Buchstaben ohne Sehhilfe erkennen? Die letzte Zeile entspricht dem Visus 1,0 bzw. 100 % Sehschärfe.

0,1	E
0,2	F P
0,3	T O Z
0,4	L P E D
0,5	P E C F D
0,6	E D F C Z P
0,7	F E L O P Z D
0,8	D E F P O T E C
0,9	L E F O D P C T
1,0	F D P L T C E O

NASENATMUNG

Der Vagusnerv lässt sich durch die Nasenatmung stimulieren. Atmen Sie tief und gleichmäßig durch die Nase ein und aus. Das hört sich einfach an – ist es auch. Wollen Sie die Wirkung verstärken, atmen Sie nur durch das linke Nasenloch, indem Sie das andere mit dem Finger zuhalten. Dadurch können Sie noch tiefer entspannen, weil das linke Nasenloch direkt mit der rechten Gehirnhälfte und dem Parasympathikus verbunden ist. Führen Sie die Übung für 2 bis 3 Minuten durch. Wenn Sie besonders gestresst sind, können Sie sie auf 15 Minuten ausdehnen.

OHRMASSAGE

Am Ohr gibt es einen Akupressurpunkt, über den Sie ebenfalls den Vagusnerv stimulieren können. Er befindet sich in der Cymba conchae (Muschelbucht), der kleinen Vertiefung im oberen Teil der Ohrmuschel über dem Eingang zum Gehörgang. Nehmen Sie ein Wattestäbchen oder den kleinen Finger, und massieren Sie diese Stelle für 15 bis 30 Sekunden mit sanften, drehenden bzw. kreisenden Bewegungen. Führen Sie die Massage auf beiden Seiten aus.

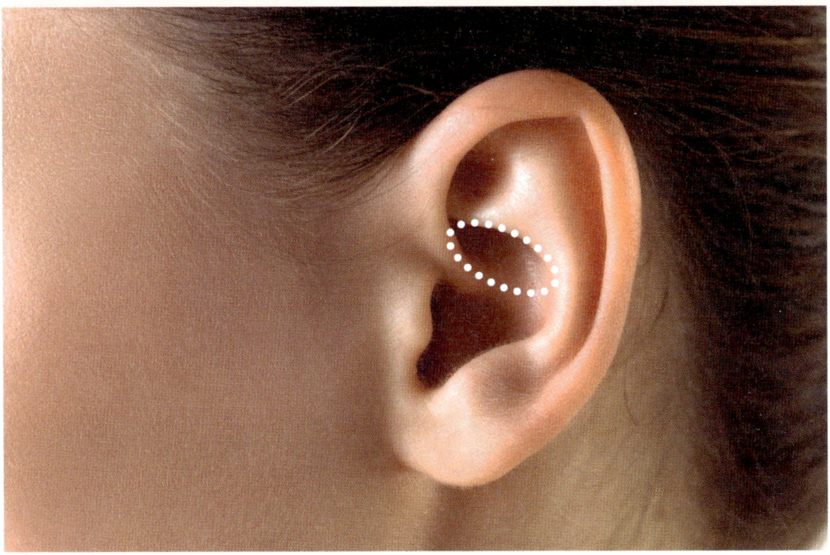

NEURONEN IN AKTION – DER SEHPROZESS

Unsere Augen werden wie der restliche Körper durch das Nervensystem versorgt. Es ist hochkomplex und setzt sich aus Abermilliarden Neuronen zusammen. Allein im Gehirn gibt es davon rund 100 Milliarden.

Das Nervensystem besteht aus:

- **Afferenzen:** Nervenfasern, die Reize vom Sinnesorgan zum Gehirn leiten
- **Nervenzentren:** Bereiche im Gehirn und Rückenmark, die Erregungen aufnehmen, verarbeiten und dadurch Reaktionen des Organismus regulieren
- **Efferenzen:** Nervenfasern, die Impulse zu den Muskeln oder Drüsen leiten, die eine Reizantwort auf den sensorischen Input geben

In Bezug auf die visuelle Wahrnehmung gelangt also der optische Reiz über das Empfindungsorgan Auge zum Gehirn, das diesen interpretiert und die entsprechende Reaktion des Körpers auslöst. Man nennt dies auch Reflexbogen bzw. Reflexhandlungen.

Die Umwandlung eines Bildes auf der Netzhaut in elektrische Nervensignale ist nur der Beginn des Sehens. Damit wir die erhaltenen Informationen verarbeiten und darauf reagieren können, führt mit der **Sehbahn** eine wahre Hochgeschwindigkeitsstrecke vom Auge ins Gehirn.

Die Nervenfasern der Netzhaut bündeln sich zum Sehnerv und leiten die Signale zum Gehirn weiter. An der Sehnervenkreuzung, dem Chiasma opticum, findet eine Umgruppierung, also Sortierung der visuellen Reize statt. Informationen der rechten Netzhauthälften (aus dem linken Gesichtsfeld stammend) werden zum rechten visuellen Kortex weitergeleitet, Informationen der linken Netzhauthälften (aus dem rechten Gesichtsfeld stammend) zum linken visuellen Kortex. Danach gelangen sie über die optischen Trakten zu den seitlichen Kniehöckern, wo sie in unterschiedlichen Stufen verarbeitet werden.

Von den seitlichen Kniehöckern aus werden nun die visuellen Informationen über die gratioletsche Sehstrahlung zum primären visuellen Kortex und von dort aus in die verschiedensten Bereiche, die am Sehen beteiligt sind, weitergereicht. So gelangen sie auch wieder zurück zu den seitlichen Kniehöckern und werden dann zum Scheitellappen und zum Schläfenlappen geschickt. Informationen gelangen zudem zur Medulla oblongata, dem verlängerten Mark, und von da aus ins Zwischenhirn. Es erfolgt ein unglaublich schneller Datenabgleich mit den anderen Sinnen, und der Körper plant nun eine Reaktion auf das Gesehene.

Das ist die kurze Zusammenfassung des neuronalen Sehprozesses. Weil es zum Verständnis des neuronalen Sehtrainings wichtig ist, dass wir uns tiefer mit der Materie beschäftigen, beleuchte ich die einzelnen Bereiche im Folgenden näher. Werfen wir zunächst einen Blick auf die Hirnnerven, die maßgeblich an der visuellen Wahrnehmung und deren Steuerung beteiligt sind.

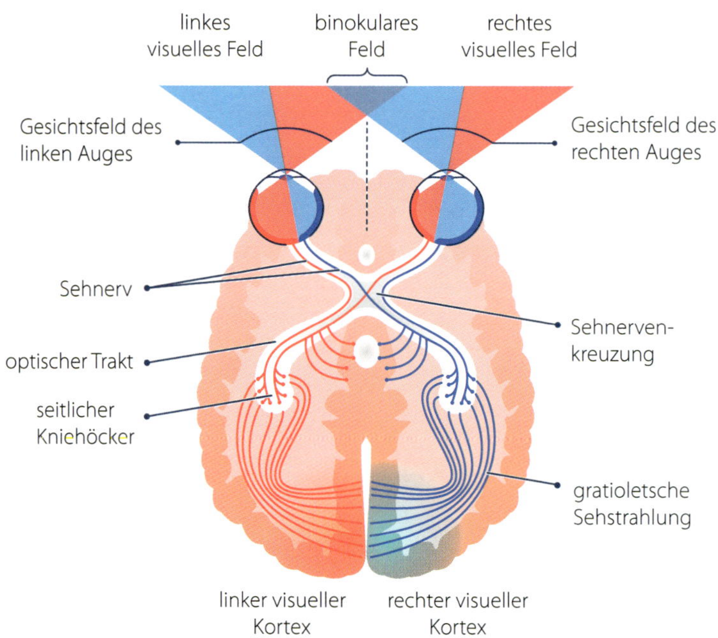

Sehen ist Nervensache

Sechs Hirnnerven sind direkt am Sehvorgang beteiligt:

- **Nervus opticus:** Der Sehnerv bildet sich aus ca. einer Million Nervenfasern und leitet die Lichtreize von der Netzhaut zum Gehirn. Es handelt sich um einen sensorischen Nerv.
- **Nervus oculomotorius:** Dieser Nerv versorgt mehrere der äußeren Augenmuskeln und ist somit nicht nur für die Augenbewegung, sondern auch für die Grundspannung und Anspannung dieser Muskeln zuständig. Zusätzlich steuert er den Oberlidheber des Auges, den Schließmuskel der Iris und den Ziliarmuskel, der für die Akkommodation bzw. die Naheinstellung der Augenlinse verantwortlich ist. Es handelt sich um einen motorischen Nerv.
- **Nervus trochlearis:** Hierbei handelt es sich um einen motorischen Nerv, der den äußeren oberen schrägen Augenmuskel innerviert.
- **Nervus trigeminus:** Der Trigeminusnerv, ein dreigeteilter Nerv, besteht aus sensiblen Fasern, über die wir Empfindungen aus der Augenregion wahrnehmen.
- **Nervus abducens:** Der Augenabziehnerv ist ein motorischer Nerv und sorgt dafür, dass sich die Augen nach außen bewegen können, was z. B. notwendig ist, wenn wir von der Nähe in die Ferne schauen. Da im Nahbereich die Augen nach innen auf das Objekt gerichtet sind, muss dieser Nerv die geraden seitlichen äußeren Augenmuskeln stimulieren, um die Augen wieder parallel auszurichten.

- **Nervus facialis:** Der Gesichtsnerv steuert das Augenlid bzw. den Lidschließmuskel und so auch den unwillkürlichen Lidschluss.

AKTIVIERUNG DES SEHNERVS

Mit dieser einfachen Übung können Sie den Sehnerv (Nervus opticus) aktivieren.

Nehmen Sie eine aufrechte Position ein. Senken Sie das Kinn, ziehen Sie den Kopf etwas zurück, und neigen Sie ihn zur rechten Seite. Blicken Sie nach links oben, und halten Sie die Position für 5 bis 10 Sekunden. Richten Sie danach den Kopf wieder auf, schauen Sie geradeaus, und blinzeln Sie 10 Mal.

Dass der **Vagusnerv (Nervus vagus),** der Hauptnerv des Parasympathikus, allgemein für Entspannung sorgt und dadurch auch auf die Augen und die Sehfähigkeit wirkt, wissen Sie bereits (ab S. 17). Bei genauerer Betrachtung erkennt man allerdings, dass auch die restlichen Hirnnerven das Sehvermögen beeinflussen. Sie alle haben übrigens ihren Ursprung im Hirnstamm, der u. a. Einfluss auf die Körperstabilität hat, mit der viele Fehlsichtige ein Problem haben.

Die fünf weiteren Hirnnerven sind:

- **Nervus olfactorius:** Der Riechnerv leitet olfaktorische Signale von der Nase zum Gehirn, was auch bei der visuellen Wahrnehmung eine Rolle spielt, weil Gerüche mit Gesehenem verknüpft werden.
- **Nervus vestibulocochlearis:** Der Gehör- und Gleichgewichtsnerv ist wichtig für die Bildstabilisation bei Bewegungen.
- **Nervus glossopharyngeus und Nervus hypoglossus:** Der Zungen-Rachen-Nerv und der Unterzungennerv sind u. a. für die Geschmackswahrnehmung und die Zungenbewegungen wichtig, hängen aber ebenfalls eng mit dem Sehen zusammen. Die Wissenschaft hat festgestellt, dass Menschen auch über die Zunge optische Reize wahrnehmen und interpretieren können.
- **Nervus accessorius:** Er versorgt bestimmte Hals- und Nackenmuskeln und ist für Kopf- und Schulterbewegungen verantwortlich. Dadurch hat er indirekt Einfluss auf das Sehen.

Teamwork im Gehirn

Es gibt über 30 Gehirnareale, die an der visuellen Wahrnehmung beteiligt sind. Die wichtigsten sind:

- **Sehnervenkreuzung (Chiasma opticum):** Hier erfolgt die Umgruppierung der Sehnerven je nach Gesichtsfeldhälfte. Diese Umgruppierung ermöglicht es dem Gehirn, die Informationen beider Augen zu koordinieren und zu integrieren, was die Bildqualität verbessert und eine präzise Tiefenwahrnehmung ermöglicht.
- **Thalamus:** Dieses Kerngebiet des Zwischenhirns dient als Hauptschaltstelle für sensorische Informationen (Tor zum Bewusstsein), die von den Sinnesorganen wie Augen, Ohren und Haut kommen. Diese Daten werden hier gefiltert und in verschiedene Bereiche der Großhirnrinde weitergeleitet.
- **seitlicher Kniehöcker (Corpus geniculatum laterale):** In diesem Bereich des Thalamus wird die retinale Information in sechs Schichten getrennt – nach Auge (kontralateral, ipsilateral), nach Gesichtsfeldhälfte (gekreuzt) und nach Zelltyp (magnozellulär, parvozellulär, koniozellulär) – und entsprechend verarbeitet, was der Analyse von Vorgängen in der Umwelt dient.
    - » ***magnozelluläres System:*** Es kann schnelle Veränderungen in visuellen Reizen wahrnehmen, was sowohl für die Analyse als auch die Ausführung von Bewegungen wichtig ist.

» ***parvozelluläres System:*** Es ist auf die hohe räumliche Auflösung spezialisiert und spielt eine wichtige Rolle beim Erkennen von Objekten und Details.

» ***koniozelluläres System:*** Es ist verantwortlich für die Farbwahrnehmung und die visuell ausgelöste Verhaltenssteuerung.

- **gratioletsche Sehstrahlung:** Durch diese Faserbahn erfolgt die Aufteilung nach bestimmten Kriterien, z. B. Farbe, Ort, Bewegung, Gestalt, und der Vergleich der Information von beiden Netzhäuten, wodurch ein räumlicher Gesamteindruck entsteht.
- **Stammhirn:** In der Retikulärformation des Stammhirns, die von der Medulla oblongata (verlängertes Mark) bis zum Zwischenhirn reicht, werden visuelle, vestibuläre (den Gleichgewichtssinn betreffende) und akustische Informationen verarbeitet. Es lenkt die Aufmerksamkeit und kontrolliert Körperhaltung, Bewegungen sowie automatische Reaktionen.
- **Mittelhirn:** Der Colliculus superior (Sehhügel) steuert die Orientierungsbewegungen von Augen und Kopf und ist u. a. am Pupillenreflex beteiligt. Über den Tractus tectospinalis werden die Informationen zur Steuerung von Augen-, Kopf- und Nackenbewegung weitergeleitet. Er aktiviert die oberen Beugemuskeln (Flexoren) und hemmt die Streckmuskeln (Extensoren).
- **Kleinhirn:** Es spielt eine entscheidende Rolle bei der Verarbeitung und Koordination von Bewegungen, die als Reaktion auf visuelle Reize erfolgen.

seitliche Ansicht

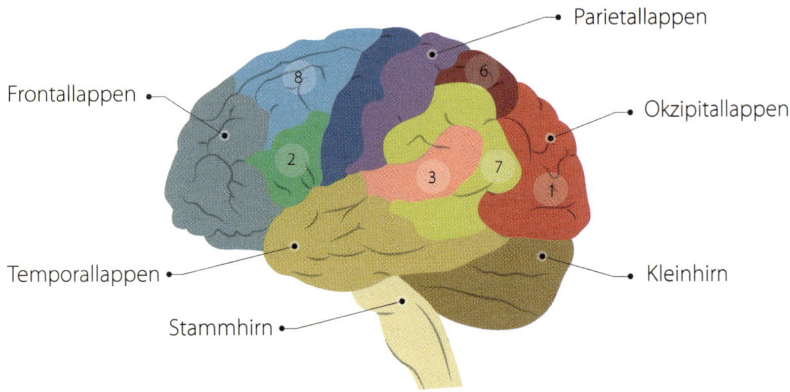

1 Sehzentrum
2 Broca-Region (Sprachzentrum)
3 Hörzentrum
4 Geschmackszentrum
5 Riechzentrum
6 somatosensorischer Kortex
7 Wernicke-Region (Sprachzentrum)
8 motorischer Kortex (Augenbewegung, Orientierung)

- **Brücke (Pons):** Sie generiert und steuert die horizontale Augenbewegung und sorgt dafür, dass sich beide Augen gleichzeitig und koordiniert bewegen.
- **Kortexe der Großhirnrinde:**
  - » ***Okzipitallappen mit den visuellen Feldern V1 bis V6:*** Im Hinterhauptslappen werden visuelle Reize zunächst primär verarbeitet und dann genauer analysiert und interpretiert.
  - » ***Temporallappen:*** Der Schläfenlappen koordiniert die visuelle Wahrnehmung von Farben, Mustern und Formen.

Querschnitt

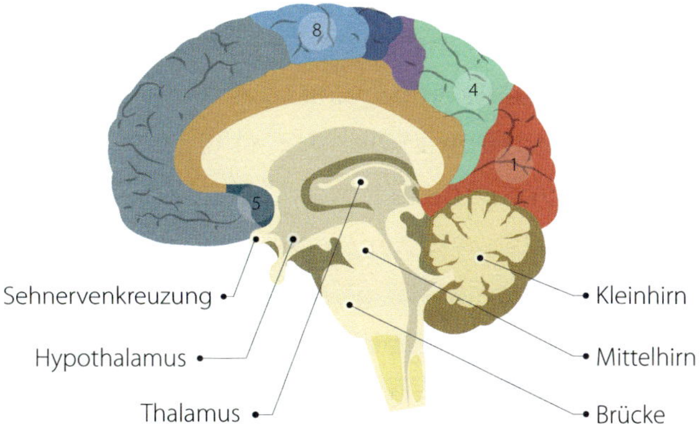

- » ***Parietallappen:*** Der Scheitellappen verarbeitet die visuelle Wahrnehmung von Bewegungen und Positionen, was für das räumliche Sehen wichtig ist.
- » ***Frontallappen:*** Der Stirnlappen kontrolliert die visuelle Aufmerksamkeit und ist an der Steuerung und Kontrolle von Bewegungen beteiligt.

- **Hypothalamus:** Er hat einen indirekten Einfluss auf das Sehen, indem er den zirkadianen Rhythmus (innere Uhr) steuert, z. B. den Schlaf-wach-Zyklus beeinflusst, und somit die visuelle Aufmerksamkeit und Leistung während des Tages steuert.

- **Riechzentrum mit dem limbischen System und dem Hippocampus:** Sie beeinflussen die visuelle Wahrnehmung, indem sie Gerüche und emotionale Erinnerungen mit Bildern verknüpfen.
- **Geschmackszentrum:** Es beeinflusst die visuelle Wahrnehmung, indem es Geschmäcke mit Bildern verknüpft.
- **Hörzentrum:** Es unterstützt die visuelle Wahrnehmung, indem es auditive Informationen integriert, die visuelle Aufmerksamkeit lenkt und die räumliche Orientierung sowie die Interpretation von Sprache und Erinnerungen verbessert.
- **Sprachzentren:** Die Broca-Region steuert die motorische Sprachbildung wie die Bewegung der Zunge, der Lippen und Stimmbänder. Dadurch kann das Gesehene verbal ausgedrückt werden. Die Wernicke-Region ist für das Verständnis von gesprochener und geschriebener Sprache zuständig.
- **somatosensorischer Kortex:** Hier werden haptische Informationen verarbeitet. Der Tastsinn unterstützt das Sehen, indem er z. B. zusätzliche Informationen zur Oberfläche von Objekten liefert und die räumliche Orientierung erleichtert.

Alle diese Gehirnareale ermöglichen es uns, das Gesehene innerhalb von Bruchteilen einer Sekunde zu analysieren und einzuordnen:

- Welche Farbe hat das Objekt?
- Welche Form hat es?
- Wie groß ist es?
- Wo befindet sich das Objekt?
- Wie viele Objekte sehe ich? Wie stehen sie räumlich zueinander?
- Wie sind die Lichtverhältnisse?
- Wirft das Objekt einen Schatten? Von wo kommt das Licht? Welche Tageszeit kann daraus abgeleitet werden?
- Ist das Objekt dreidimensional?
- Bewegt es sich?
- Wofür wird es verwendet?
- Wie ist meine persönliche Beziehung zu dem Objekt? Was verbinde ich damit?
- Wie heißt das Objekt?
- Wie schmeckt es? Süß, bitter, salzig, sauer, umami?
- Wie riecht es? Blumig, zitronig, zimtig …?
- Macht das Objekt ein Geräusch?
- Wie fühlt sich seine Oberfläche an? Weich, hart, kalt, heiß …?

Das Was und das Wo – die Pfade der visuellen Verarbeitung

Die Interpretation des Gesehenen erfolgt, indem die primäre Sehrinde (V1) die Informationen, die sie erhält, wieder nach vorn zu den seitlichen Kniehöckern leitet. Diese sind in mehrere Schichten unterteilt, die jeweils spezifische Funktionen haben: Die Neuronen der oberen Schichten haben kleine rezeptive (aufnehmende, empfangende) Felder, die für die hochauflösende Mustererkennung zuständig sind. Die tieferen Schichten haben größere Felder und sind auf die Analyse von Richtung und Bewegung spezialisiert.

Die primäre Sehrinde befindet sich auf Augenhöhe am Hinterkopf und wird in etwa 2500 Module organisiert, die aus jeweils 10^5 bis 10^6 Neuronen bestehen. Sie werden wiederum in verschiedene Bereiche unterteilt, mit denen wir uns aufgrund ihrer Komplexität aber nicht weiter befassen.

Die primäre Sehrinde umfasst 15 % der gesamten Großhirnrinde. Sie erfasst nicht das Objekt im Ganzen, sondern nur **grundlegende visuelle Merkmale** wie Linien, Kanten und einfache Formen. Diese Informationen werden dann an höhere Kortexareale weitergeleitet, insbesondere in die Bereiche V2 bis V6 des Okzipitallappens. Dort erfolgt die **tiefere Analyse.**

Folgende Analysen finden in den höheren Kortexarealen statt:

- **V2:** Erkennen komplexer Formen, Wahrnehmung von Tiefe und Farben
- **V3:** Ausrichtung und Winkellage geometrischer Formen
- **V3a:** Bewegungs- und Richtungsanalyse
- **V4:** Farbunterscheidung
- **V5:** Bewegungserkennung
- **V6:** Tiefenbeurteilung

Von der primären Sehrinde aus gelangen die Informationen nach vorn in den oberen seitlichen Kortex, der für die Analyse des Gesehenen sowie die Eigenwahrnehmung zuständig ist. Hier erfolgt die Planung von motorischen Handlungen in Bezug auf das Gesehene. Eine weitere Verbindung führt zum Temporallappen, wo der Gyrus fusiformis liegt. Diese Gehirnwindung ist für das Erkennen, die Identifikation und detaillierte Analyse visueller Informationen zuständig. Speziell werden von ihr körperliche Merkmale von Personen wie Gesichtsausdrücke analysiert.

Von der primären Sehrinde im Hinterhauptslappen (Okzipitallappen) verläuft die Verarbeitung visueller Information über **zwei Hauptpfade** nach vorn:

- Der **ventrale Pfad** verläuft von V1 über V2 und V4 zum unteren Schläfenlappen (Temporalkortex). Dieser Pfad wird als **Was-Strom** bezeichnet, da er für das Erkennen von Objekten, Farben, Mustern und Formen zuständig ist.
- Der **dorsale Pfad** führt von V1 über V2, V3, V5 und V6 zum Scheitellappen (Parietallappen). Dieser Bereich ist hauptsächlich für die Steuerung von Reaktionen und Handlungen in Bezug auf das Gesehene verantwortlich. Man nennt diesen Pfad auch den **Wo-Strom,** weil er es uns ermöglicht, die räumliche Lage eines Objekts zu bestimmen.

Vor allem der dorsale Pfad ist für die Visuomotorik wichtig. Sie verknüpft unsere visuelle Wahrnehmung mit unserer motorischen Steuerung. Für gezielte Bewegungen ist es erforderlich, dass wir sie mit unseren Augen kontrollieren. Um z. B. nach einem Gegenstand zu greifen, müssen wir ihn sehen und seine Entfernung einschätzen, um unsere Bewegung entsprechend anpassen zu können. Aus diesem Grund wird die Visuomotorik auch als **Auge-Hand-Koordination** bezeichnet.

BALLÜBUNG

Mit dieser Übung können Sie Ihre Auge-Hand-Koordination trainieren. Sie brauchen dafür einen kleinen Ball, den Sie gut mit einer Hand greifen können.

Stellen Sie sich im Abstand von 1 bis 2 m vor eine Wand. Achten Sie darauf, dass der Raum ausreichend beleuchtet und genügend Platz vorhanden ist. Halten Sie den Ball in der dominanten Hand, und werfen Sie ihn in einem leichten Bogen gegen die Wand. Versuchen Sie, den Ball nach dem Abprallen mit der gleichen Hand zu fangen. Wiederholen Sie das 10 Mal. Wechseln Sie dann die Hand.

Werfen Sie den Ball anschließend mit der rechten Hand, und fangen Sie ihn mit der linken. Dann umgekehrt: mit der linken Hand werfen, mit der rechten fangen.

Wenn Ihnen das gut gelingt, können Sie den Schwierigkeitsgrad erhöhen: Werfen Sie den Ball abwechselnd hoch und flach. Variieren Sie die Distanz zur Wand.

Falls Sie generell Probleme mit Ihrer Auge-Hand-Koordination haben, könnte das daran liegen, dass der Greifreflex, ein frühkindlicher Reflex, der sich normalerweise nach den ersten drei Lebensmonaten zurückbildet, bei Ihnen noch aktiv ist. Dazu später mehr (ab S. 45).

Spezielle visuelle Verarbeitungsmechanismen

Retinotopie

Die zweidimensionale Abbildung der Umwelt auf der Netzhaut wird durch verschiedene Strukturen im Gehirn in ein 3D-Bild umgewandelt, bekommt also Tiefe. Je nach Lage im Gesichtsfeld werden die visuellen Informationen jedoch unterschiedlich gewichtet. Objekte, die wir direkt anschauen, werden viel genauer und detaillierter analysiert als Dinge, die wir am Rand sehen. Das bedeutet, dass das Bild, das unser Gehirn sich von der Welt macht, in der Mitte sehr scharf und am Rand weniger scharf ist. Diese Ungleichheit nennt man Verzerrung.

In der Netzhaut befinden sich Ganglienzellen. Sie verbinden verschiedene Bereiche der Netzhaut miteinander. Eine Ganglienzelle wird immer von denselben Rezeptoren erregt, die auf Reize in einem bestimmten Bereich des Sichtfeldes reagieren. Nebeneinander liegende Ganglienzellen besitzen benachbarte und auch überlappende rezeptive Felder und projizieren die Reize zu benachbarten Neuronen der nächsthöheren Stufe. Diese **räumliche Ordnung** bleibt von der Rezeptorebene in der Retina bis in die höheren Verarbeitungsebenen im Kortex größtenteils erhalten, auch wenn die rezeptiven Felder von Stufe zu Stufe zunehmend größer werden. Dadurch entsteht im Gehirn eine Art Landkarte, die der tatsächlichen Anordnung der Objekte um uns herum entspricht.

Die meisten Ganglienzellen der Netzhaut leiten die Reize zu den seitlichen Kniehöckern im Thalamus. Diese sind die wichtigste Schaltstation zwischen Netzhaut und Gehirn. Die Kniehöcker bestehen aus sechs übereinanderliegenden Zellkörperschichten: zwei Schichten mit relativ großen Neuronen (M-Zellen) und vier Schichten mit kleinen Neuronen (P-Zellen).

Durch die Überkreuzung der Retinafasern der nasalen Retinahälften im Chiasma opticum erhält jeder Kniehöcker seine Informationen von den Ganglienzellen, die auf Reize in der gegenüberliegenden Gesichtsfeldhälfte antworten. In den Kniehöckern kommt es zu keiner Vermischung der Ganglienfasern. Das heißt, dass jede Schicht ihre Eingangssignale nur von einem Auge erhält.

Die seitlichen Kniehöcker dienen nicht nur als Verbindung von den Augen zum primären visuellen Kortex, sondern erhalten auch zahlreiche Rückmeldungen vom visuellen Kortex. Zudem empfangen sie Informationen aus dem Hirnstamm.

Modularität

Neuronen, die auf bestimmte visuelle Reize reagieren, bilden funktionale Netzwerke oder Säulensysteme. Diese unterscheiden sich voneinander durch ihre Eingangssignale, ihr Antwortverhalten und ihre Verschaltungen.

Die Ganglienzellen haben kleine, kreisförmige rezeptive Felder, die eine antagonistisch verschaltete Zentrum-Umfeld-Organisation aufweisen.

Man unterscheidet zwei Typen von Ganglienzellen:

- **On-Center-Ganglienzellen:** Sie werden aktiviert, wenn ein Lichtreiz ihr Zentrum erreicht, und gehemmt, wenn ihr Umfeld beleuchtet wird.
- **Off-Center-Ganglienzellen:** Sie werden durch einen zentralen Lichtreiz gehemmt und durch die Beleuchtung des Umfeldes aktiviert.

Wenn das gesamte rezeptive Feld gleichmäßig beleuchtet wird, reagieren beide Typen von Ganglienzellen nur schwach.

In der Fovea centralis, der Stelle des schärfsten Sehens, sind die rezeptiven Felder der Ganglienzellen sehr klein, während sie in der Peripherie größer werden. Die antagonistische Verschaltung zwischen einem erregenden Zentrum und einem hemmenden Umfeld macht die Ganglienzellen besonders empfindlich für örtliche **Kontrastveränderungen.**

Bei Schwarz-weiß-Mustern z. B. bewirkt die gleichzeitige Hemmung und Erregung von Zentrum und Umfeld entlang der kontrastreichen Musterkanten Zellantworten, die die Helligkeitsunterschiede verstärken, aber auch zu Täuschungen in der Wahrnehmung führen können.

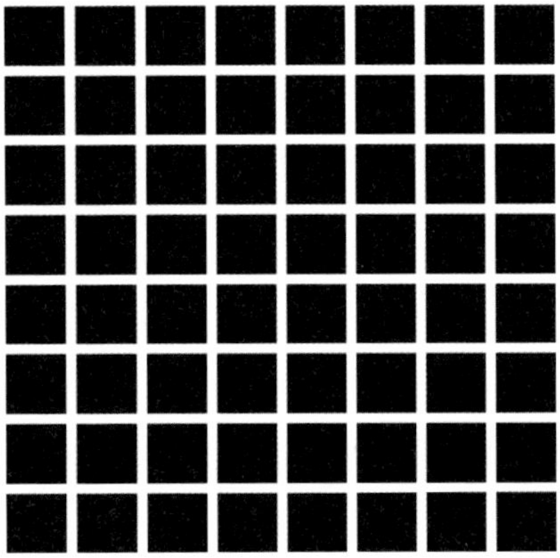

Das obere Bild zeigt ein schwarz-weißes Gitter, das auch Hermann-Gitter genannt wird. Wenn Sie es ansehen, nehmen Sie die Kreuzungspunkte der hellen Linien deutlich dunkler wahr, richtig? Dieses Phänomen lässt sich durch die wechselseitigen Hemmprozesse der Ganglienzellen erklären. Wo zwei weiße Linien aufeinandertreffen, leuchten viele On-Center-Ganglienzellen auf und hemmen die benachbarten Off-Center-Ganglienzellen. Dadurch wirken diese Punkte grau. Nun versuchen Sie einmal, einen davon zu fokussieren. Was passiert? Genau, er verschwindet. Indem Sie den Punkt direkt anschauen, nutzen Sie den zentralen Teil der Netzhaut, der viele Rezeptoren hat und feiner auf Lichtunterschiede reagiert, wodurch die hemmenden Effekte reduziert werden.

Neben den parallel verlaufenden On- und Off-Center-Bahnen gibt es noch weitere funktionale Unterteilungen bei der visuellen Informationsverarbeitung.

In der Netzhaut existieren 12 bis 15 verschiedene Typen von Ganglienzellen, die sich beispielsweise durch ihre Größe und die Verzweigungsmuster ihrer Fortsätze unterscheiden lassen. Die wichtigsten Ganglienzelltypen sind die kleinen parvozellulären Ganglien oder P-Zellen und die großen magnozellulären Ganglien oder M-Zellen.

P-Zellen	M-Zellen
befinden sich im Zentrum der Netzhaut	befinden sich in der Peripherie der Netzhaut
haben kleine rezeptive Felder, eine hohe räumliche Dichte und kleine Dendritenbäume (Nervenfortsätze)	haben große rezeptive Felder, eine geringe räumliche Dichte und weit verzweigte Dendritenbäume (Nervenfortsätze)
verfügen über hohe räumliche Auflösung (Detailgenauigkeit, Sehschärfe)	verfügen über hohe zeitliche Auflösung (Bewegungswahrnehmung)
farbsensitiv (besonders für Rot-Grün-Differenzierung)	weniger farbempfindlich, sprechen vorrangig auf kurzwelliges Licht an (Violett, Blau)
Verarbeitung von Farben und feinen Details	Verarbeitung von Helligkeit und groben Formen
niedrige Kontrast-empfindlichkeit	hohe Kontrast-empfindlichkeit

P-Zellen	M-Zellen
langsamere Verarbeitung (weniger auf Veränderungen spezialisiert, bleiben aber während der gesamten Reizdauer erregt)	schnellere Verarbeitung (reagieren auf kurzfristige Veränderung von Lichtreizen, aber nicht auf Dauerbeleuchtung)

Diese Unterschiede machen P-Zellen besonders wichtig für das Erkennen von **Farben und feinen Details,** während M-Zellen für die Wahrnehmung von **Bewegungen und groben Formen** entscheidend sind.

Beide Zelltypen können durch Form- und Farbübungen stimuliert werden. Haben Sie einmal mit Formen, Farben und Licht trainiert, werden Sie feststellen, wie wichtig und wertvoll dies für die Verbesserung Ihres Sehvermögens ist.

Spezialisierung

Entlang der visuellen Verarbeitungspfade nimmt die Spezialisierung der Neuronen auf **bestimmte Aspekte der Bildanalyse** zu. In der primären Sehrinde bevorzugen Neuronen kleine Liniensegmente einer bestimmten Orientierung an einem bestimmten Ort im Sichtfeld als Reiz. Im unteren Temporallappen reagieren Neuronen z. B. hauptsächlich auf Gesichter, und zwar relativ unabhängig von deren Position. Auf höheren Verarbeitungsebenen wird das Antwortverhalten der Neuronen auf einen Reiz auch von anderen Faktoren beeinflusst wie Aufmerksamkeit, Gedächtnis oder Handlungen, die mit dem Reiz verbunden sind.

Formerkennungssinn

Das Wahrnehmen von Formen und Mustern ist ein wichtiger Prozess und eine **Vorstufe zum Erkennen von Objekten und Steuern von Handlungen.** Neuronen in den angrenzenden temporalen Bereichen der Großhirnrinde werden durch Muster und Formen stimuliert. Diese Bereiche können Sie folglich mit Mustern und Formen trainieren.

Bevor Sie mit den Form- und Farbübungen beginnen, möchte ich Sie noch auf ein Thema aufmerksam machen, das großen Einfluss auf Ihre visuelle Wahrnehmung und auch auf den Erfolg von neuronalem Sehtraining hat: die frühkindlichen Reflexe.

OHNE SIEHT MAN BESSER: FRÜHKINDLICHE REFLEXE

Der Mensch verfügt bereits vor seiner Geburt über spezielle Reflexe, die sein Überleben sichern. Im Laufe der neurologischen Reifung und des motorischen Lernens werden sie gehemmt bzw. im Gehirn integriert und durch bewusste Bewegungen ersetzt. Geschieht das nicht, was bei ca. 30 % aller Menschen der Fall ist, zeigt sich das u. a. in Fehlsichtigkeiten oder Problemen in der Augensteuerung. Es gibt zahlreiche Ursachen dafür, dass ein Reflex nicht überschrieben wird, z. B. vorgeburtlichen Stress, Kaiserschnitt, Früh- oder Zangengeburt. Auch danach können Traumata jeglicher Art dafür verantwortlich sein, dass ein integrierter Reflex wie eine Sicherung wieder rausfliegt. Mithilfe spezieller Übungen kann die Integration nachgeholt bzw. erneuert werden.

Folgende frühkindliche Reflexe behindern das Sehen:

- **Moro-Reflex:** Dabei handelt es sich um einen Schreckreflex, bei dem das Baby den Kopf in den Nacken legt, ruckartig die Arme und Beine ausstreckt und dann wieder anzieht. Er bewirkt den ersten Schrei des Neugeborenen und trainiert die Augenmuskulatur.
  Wenn der Moro-Reflex nicht integriert wird, zeigt sich das durch erhöhte Lichtempfindlichkeit sowie Schwierigkeiten, anderen Menschen in die Augen zu blicken. Außerdem kann er sich in einem eingeschränkten Gesichtsfeld infolge von Anspannungen im Nacken äußern. Da der Reflex in Angstsituationen auf eine Flucht vorbereitet, stellt er die Augen auf Fernsicht ein, was zu Sehproblemen im Nahbereich führt.

- **Furcht-Lähmungs-Reflex:** Steht die Mutter in der Schwangerschaft unter Stress, wird das Fruchtwasser zusammengepresst und drückt auf das Ungeborene. Daraufhin kugelt es sich wie ein Igel zusammen und erstarrt, was verhindert, dass sich die Nabelschnur um seinen Hals wickelt.
  Menschen, bei denen dieser Reflex noch vorhanden ist, haben Probleme mit dem Nahsehen, weil die Akkommodation (Naheinstellung der Linse) blockiert ist. Aufgrund von durch den Reflex ausgelösten Nackenverspannungen kann auch die Fernsicht beeinträchtigt sein. Zudem ist es möglich, dass es Betroffenen schwerfällt, Augenkontakt zu halten.

- **tonischer Labyrinthreflex:** Wenn das Baby den Kopf nach vorn beugt oder ihn nach hinten streckt, folgt der ganze Körper der jeweiligen Bewegung. Dieser Reflex hilft dem Neugeborenen, mit der Schwerkraft umzugehen. Gleichzeitig werden die Wahrnehmung von Körper und Kopf sowie die Muskulatur trainiert.
  Ist dieser Reflex später noch aktiv, zeigt sich das in Defiziten des beidäugigen Sehens und der räumlichen Orientierung. Das Gehirn kann die Fähigkeit zur Fusion nicht entwickeln. Aufgrund von Buchstaben- und Zahlendrehern fällt das Schreiben, Lesen und Rechnen schwer. Zudem kann es zu Gleichgewichtsstörungen, Schwindel und Problemen der Muskelspannung kommen sowie zu Spannungen im Nacken, die es erschweren, die Blickrichtung ohne Kopfbewegung zu ändern.

- **asymmetrisch-tonischer Nackenreflex:** Er bewirkt, dass bei einer Kopfdrehung die Gliedmaßen auf der entsprechenden Seite in Blickrichtung gestreckt und auf der Gegenseite gebeugt werden.
  Wenn der Reflex nicht integriert wird, wirkt sich das auf die Augenbewegungen aus. Er kann zu unterschiedlichen Sehstörungen wie Schielen sowie unkoordinierten Bewegungsabläufen und Schwierigkeiten bei der Richtungswahrnehmung führen. Gut erkennbar ist er daran, dass der Kopf mitbewegt werden muss, wenn ein Objekt fixiert wird. Außerdem kann er den Gleichgewichtssinn beeinträchtigen, der eng mit dem Sehvermögen zusammenhängt.

- **spinaler Galant-Reflex:** Er wird ausgelöst, indem man beim Neugeborenen mit der Hand neben der Wirbelsäule vom Nacken zum Kreuzbein entlangstreicht. Es dreht daraufhin die Hüfte nach außen und winkelt das Bein auf dieser Seite an. Der Reflex unterstützt die Passage durch den Geburtskanal und fördert die Entwicklung der Drehbewegungen des Körpers sowie des Gleichgewichtssinns. Bildet er sich nicht zurück, beeinträchtigt er das Konzentrationsvermögen, was wiederum zu visuellen Schwierigkeiten führen kann.

- **Landau-Reflex:** Wenn man das Baby auf den Bauch legt, hebt es Kopf, Rumpf und Beine an. Durch diesen Reflex werden die Nacken- und die Rückenmuskulatur aufgebaut sowie die allgemeine Körperkontrolle gestärkt.
  Wird er nicht integriert, zeigt sich das in Nacken- und Rückenproblemen sowie einer schlechten Sitzhaltung, die sich negativ auf das Sehvermögen auswirken können. Vor allem die Nahsicht ist betroffen, da die Fähigkeit zur Akkommodation im vierten bis sechsten Monat erworben wird, während der Landau-Reflex verschwindet.

- **symmetrisch-tonischer Nackenreflex:** Geht der Kopf des Babys Richtung Brust, beugt es gleichzeitig die Arme und streckt die Beine, was es beim Krabbelnlernen unterstützt. Ist dieser Reflex noch vorhanden, äußert sich das über Doppelbildersehen, Probleme mit der Nahsicht, dem räumlichen Sehen und der Augenmotorik. Zudem sorgt es für Spannungen im Nacken, die es erschweren, die Blickrichtung ohne Kopfbewegung zu ändern.

- **Babinski-Reflex:** Streichelt man die Fußsohle des Babys, spreizt es die Zehen, und der große Zeh geht nach oben. Dadurch wird die Fuß- und Beinmuskulatur gestärkt. Außerdem wird der Kontakt zum Untergrund verbessert, was die Stabilität beim Laufen unterstützt. Dieser Reflex ist ein wichtiger Indikator für die neuronale Entwicklung. Sobald das Nervensystem ausgereift ist, verschwindet er.
  Bleibt er aktiv, führt das zu Problemen mit der Augenmotorik. Er tritt auch nach Hirnverletzungen oder Schlaganfällen auf und ist daran erkennbar, dass er sich negativ auf die Augenstellung auswirkt. Betroffene Menschen können nicht in alle Richtungen schauen.

- **Greifreflex:** Berührt man die Hand des Babys, greift es zu. Dieser Reflex fördert die Entwicklung der Handmuskulatur und die Koordination.
  Wird er nicht integriert, stört er die Auge-Hand-Koordination, die wiederum eng mit der visuellen Fixierung zusammenhängt. Zudem wirkt er sich negativ auf die Verbindung der beiden Gehirnhälften aus. Bei Schulkindern äußert sich dieser Reflex in einer schlechten Stifthaltung und einem krakeligen Schriftbild.

ÜBUNGEN ZUR INTEGRATION VON FRÜHKINDLICHEN REFLEXEN

Mit den folgenden Übungen können Sie frühkindliche Reflexe lösen. Darüber hinaus fördern sie die Koordination, verbessern die Balance, optimieren die Körperspannung und wirken allgemein ausgleichend. Sie können sie als Übungsreihe hintereinander ausführen oder gezielt einzelne Reflexe bearbeiten. Im Laufe des Buches werde ich darauf hinweisen, welcher Reflex den Erfolg einer Übung blockieren kann.

Sie benötigen eine feste Unterlage, z.B. eine Yogamatte. Führen Sie die jeweilige Übung drei Wochen täglich durch. Da jeder Mensch anders ist, kann die Integration jedoch auch länger dauern. Lassen Sie es am besten kinesiologisch testen.

Übungsdauer: jeweils 1 Minute

Integration des Moro- und des tonischen Labyrinthreflexes

Legen Sie sich auf den Rücken. Die Arme befinden sich seitlich am Körper. Stellen Sie die Füße auf, sodass die Knie angewinkelt sind. Schieben Sie sich mit den Füßen ganz leicht nach hinten. Das Kinn geht dabei nach oben. Dann schieben Sie den Körper zurück, wobei das Kinn nach unten geht.

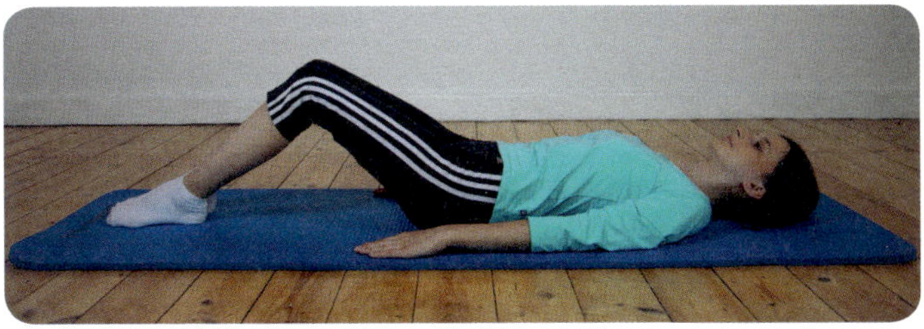

Integration des Babinski- und des spinalen Galant-Reflexes

Legen Sie sich auf den Rücken. Die Arme befinden sich seitlich am Körper. Die Beine sind ausgestreckt und leicht gespreizt. Bewegen Sie beide Füße gleichzeitig nach außen und nach innen.

Zur Integration des Babinski-Reflexes empfiehlt es sich zudem, regelmäßig barfuß zu laufen.

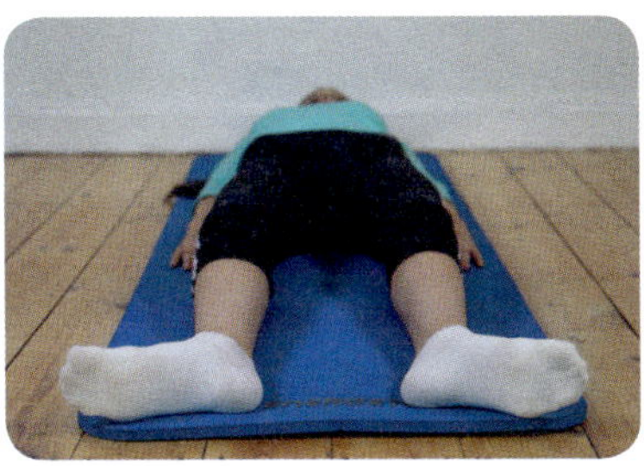

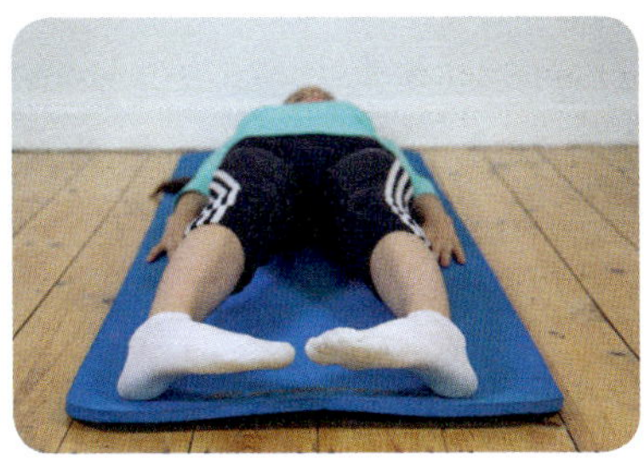

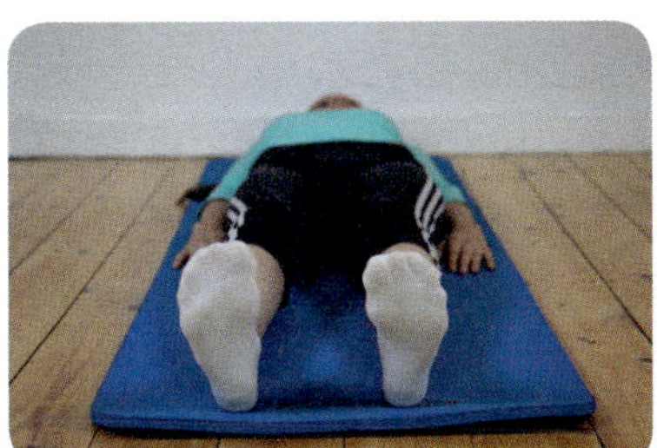

Integration des spinalen Galant- und des Landau-Reflexes

Begeben Sie sich in die Bauchlage. Die Füße sind gestreckt. Die Stirn liegt auf den Händen ab. Rollen Sie die Hüften abwechselnd nach rechts und nach links.

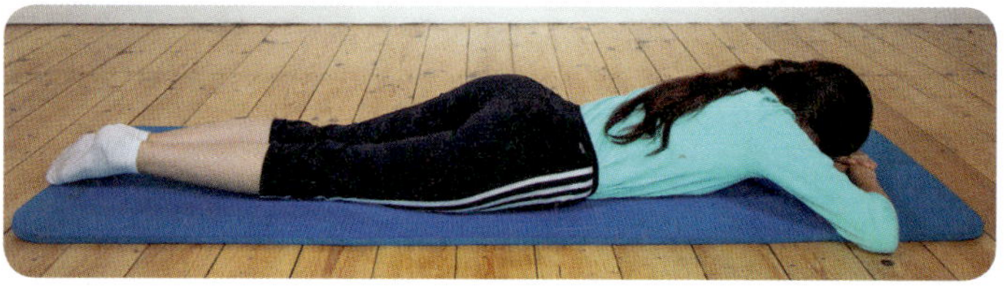

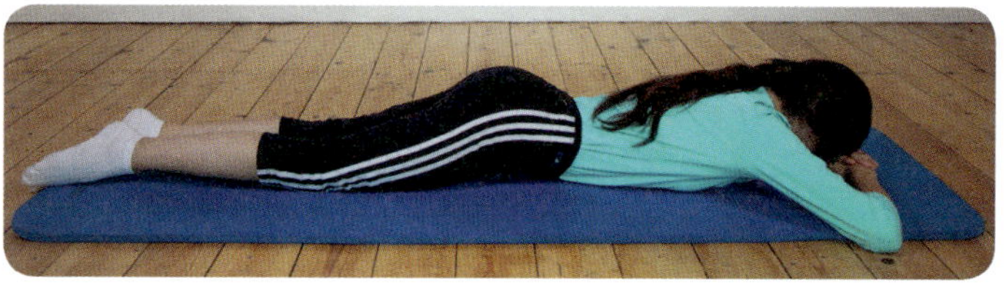

Integration des Furcht-Lähmungs-Reflexes

Begeben Sie sich in die Bauchlage. Stützen Sie sich auf den Unterarmen und Zehen ab, und drücken Sie sich nach oben. Dann schieben Sie sich mit Druck von den Zehen abwechselnd nach vorn und nach hinten.

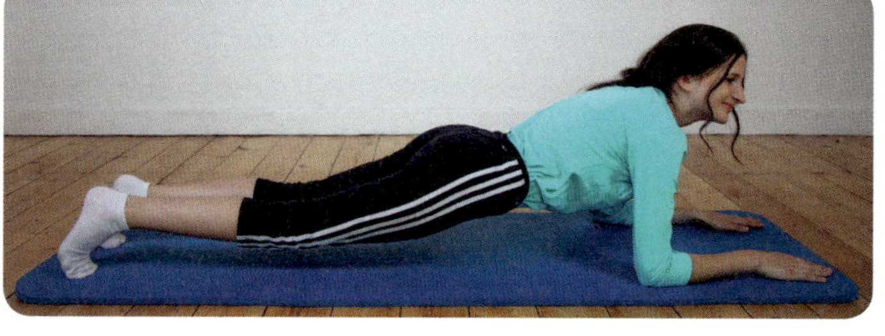

Integration des Moro- und des Furcht-Lähmungs-Reflexes

Begeben Sie sich in die Bauchlage, und stützen Sie sich auf den Unterarmen ab. Schieben Sie sich mit Druck von den Unterarmen vor und zurück.

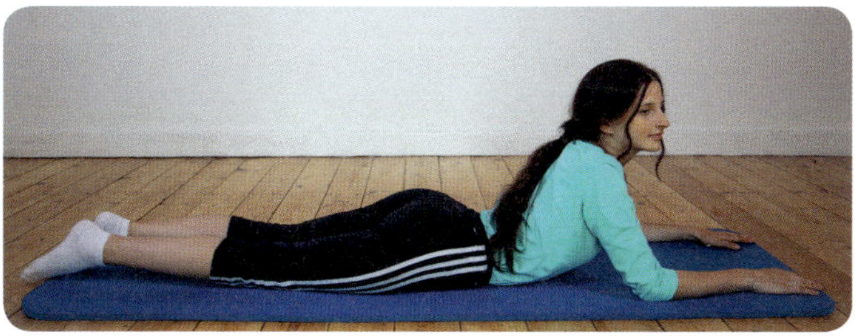

Integration des Moro- und des Furcht-Lähmungs-Reflexes

Begeben Sie sich in die Bauchlage. Die Arme befinden sich neben dem Körper. Heben Sie den Kopf an, und stützen Sie sich auf den Zehen ab. Nun schieben Sie sich mit den Füßen nach vorn und hinten. Der Körper vollzieht dabei eine Schaukelbewegung.

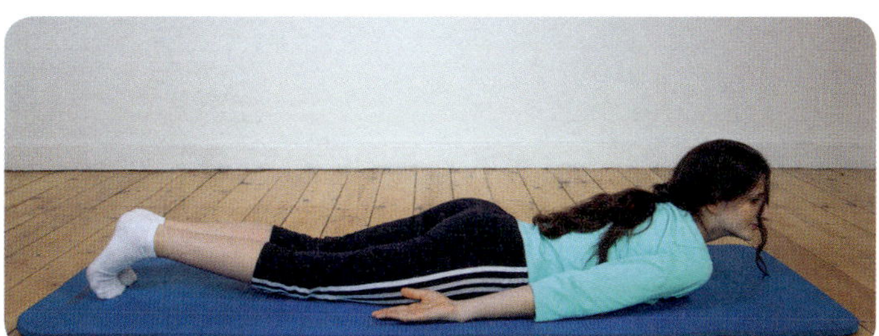

Integration des Moro- und des Furcht-Lähmungs-Reflexes

Begeben Sie sich in die Bauchlage. Legen Sie den Kopf auf den Händen ab. Stellen Sie die Zehen auf, und schieben Sie sich mit den Füßen nach vorn und aus den Armen nach hinten.

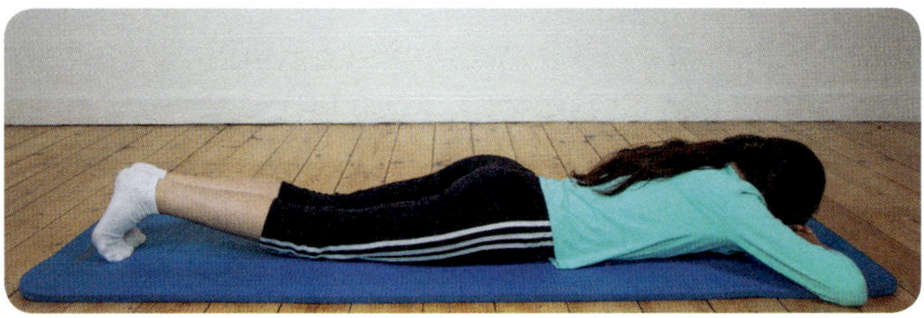

Integration des spinalen Galant-Reflexes

Begeben Sie sich in die Bauchlage. Der Kopf liegt auf den Händen ab. Führen Sie die Beinbewegungen eines robbenden Babys aus, ohne sich von der Stelle zu bewegen. Winkeln Sie dazu ein Bein an, und streifen Sie mit der großen Zehe entlang des anderen, ausgestreckten Beins auf und ab. Wiederholen Sie das 15 bis 20 Mal, bevor Sie das Bein wechseln.

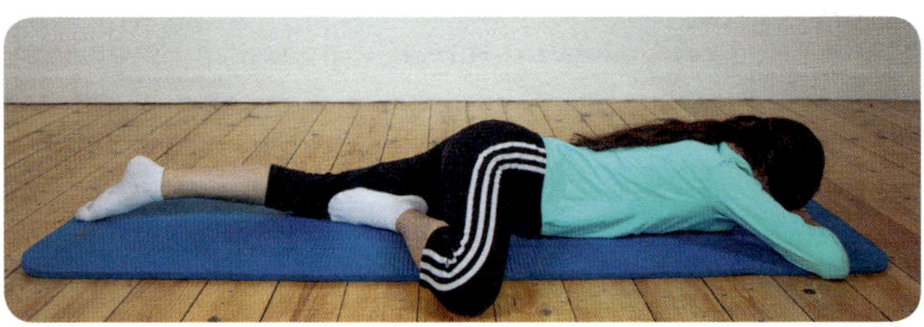

Integration des asymmetrisch-tonischen Nackenreflexes

Legen Sie sich auf den Rücken. Winkeln Sie die Beine an, und heben Sie sie Richtung Oberkörper. Winkeln Sie die Arme an, und ziehen Sie sie eng an die Brust. Heben Sie den linken Daumen, und strecken Sie den Arm im 90-Grad-Winkel neben sich aus. Folgen Sie der Bewegung mit dem Kopf, und fokussieren Sie dabei den Daumen. Strecken Sie gleichzeitig das linke Bein aus. Wiederholen Sie diese Bewegung 10 bis 15 Mal, bevor Sie dasselbe auf der anderen Körperseite machen. Nach etwa zwei Wochen können Sie die Körperseiten im Wechsel trainieren.

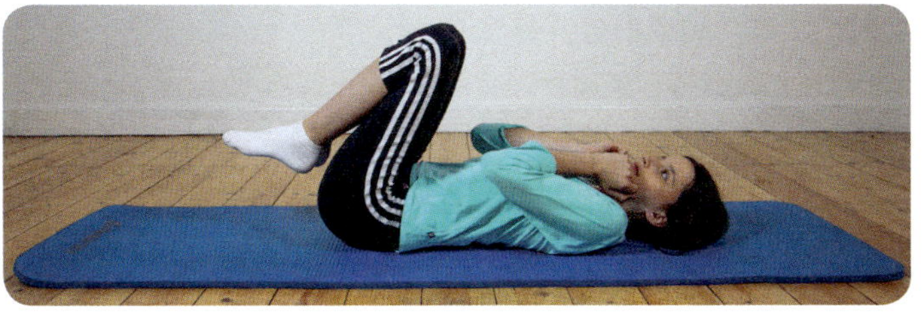

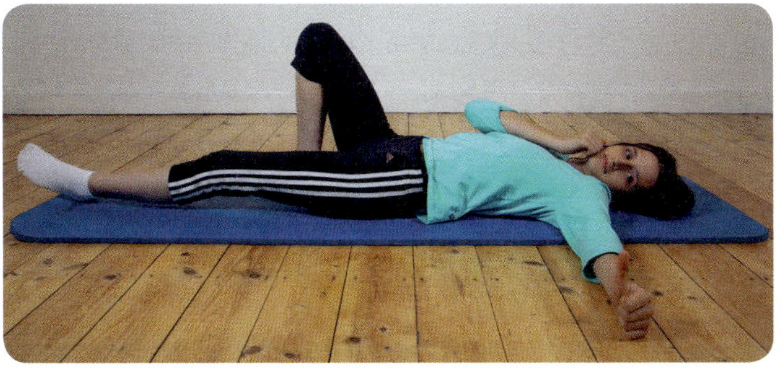

Integration des Landau-Reflexes

Begeben Sie sich in den Vierfüßlerstand, indem Sie sich auf die Knie und Hände stützen. Machen Sie abwechselnd ein Hohlkreuz, während Sie nach vorn schauen, und einen Rundrücken, während Sie nach unten sehen.

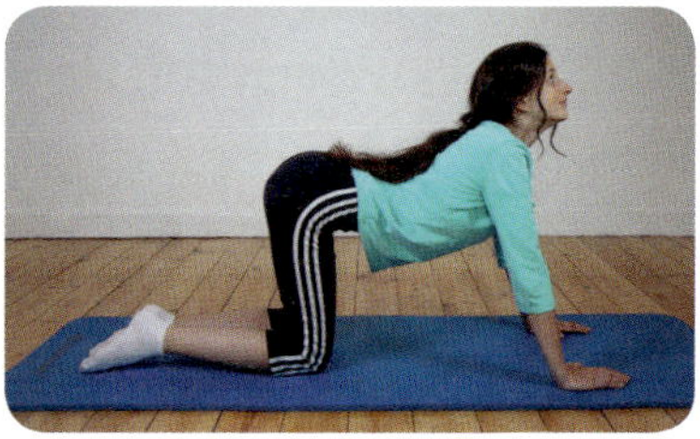

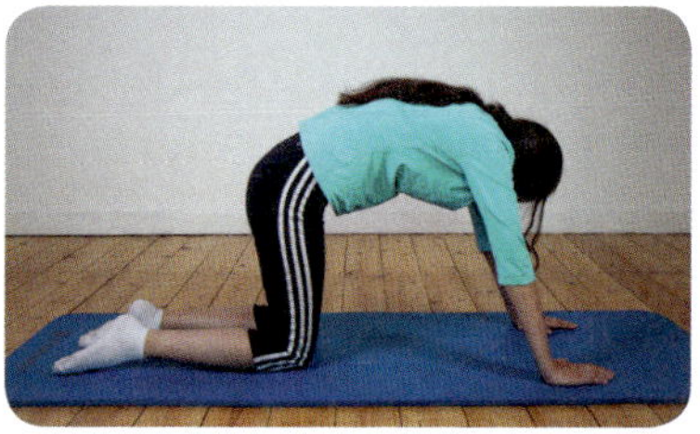

Integration des Landau- und des symmetrisch-tonischen Nackenreflexes

Machen Sie jeweils 3 bis 5 Purzelbäume vor- und rückwärts.

Vorwärts: Gehen Sie direkt vor der Matte in die Hocke. Legen Sie die Hände vor den Füßen schulterbreit flach auf die Matte. Runden Sie den Rücken. Ziehen Sie das Kinn zur Brust, um den Nacken zu schützen, und schauen Sie zwischen Ihre Beine. Drücken Sie sich leicht mit den Füßen ab, und rollen Sie sanft über den Nacken und die obere Rückenpartie, nicht über den Kopf. Halten Sie die Knie während der Rolle möglichst nah am Körper.

Rückwärts: Setzen Sie sich mit dem Rücken zur Matte hin. Bringen Sie die Knie zum Oberkörper, und ziehen Sie das Kinn zur Brust, um den Nacken zu schützen. Runden Sie den Rücken. Beugen Sie die Arme dicht am Körper. Die

Handflächen zeigen nach oben. Rollen Sie sich sanft über den unteren Rücken, die Hüften und die obere Rückenpartie nach hinten. Wenn Ihr Rücken den Boden berührt, liegen die Hände neben den Ohren. Die Handflächen zeigen nach unten, die Finger in Richtung Schultern. Nutzen Sie die Hände, um sich abzustützen, und rollen Sie weiter über die Schultern. Drücken Sie sich mit den Händen ab, um den Kopf nicht zu belasten.

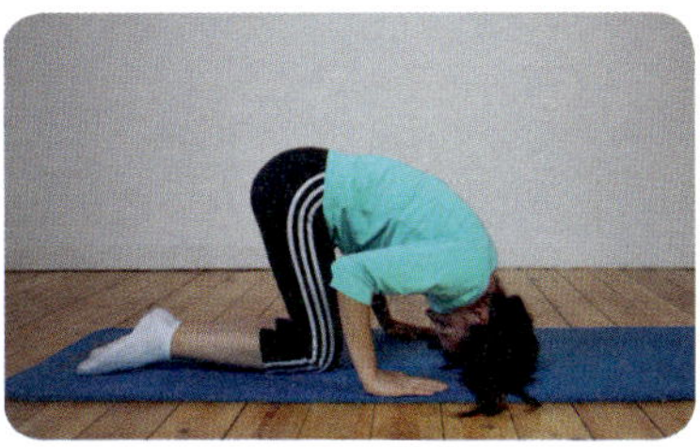

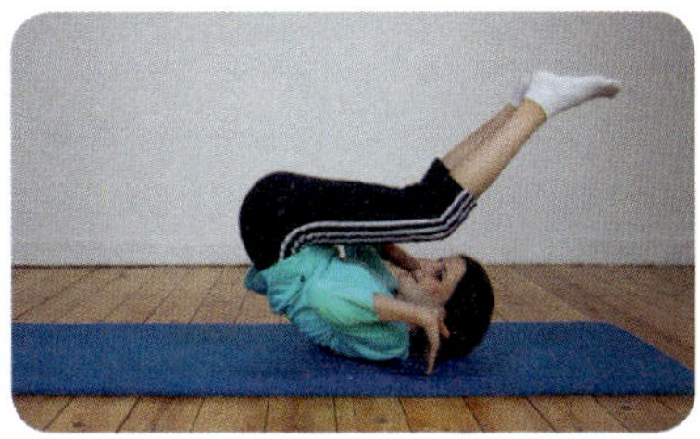

Integration des Furcht-Lähmungs-Reflexes

Begeben Sie sich in den Vierfüßlerstand, indem Sie sich auf die Hände und Knie stützen. Bewegen Sie sich abwechselnd nach hinten, bis Sie auf den Fersen sitzen, und wieder zurück in den Vierfüßlerstand.

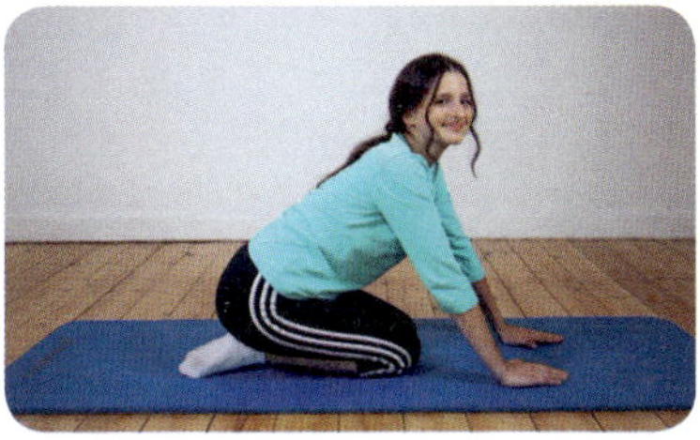

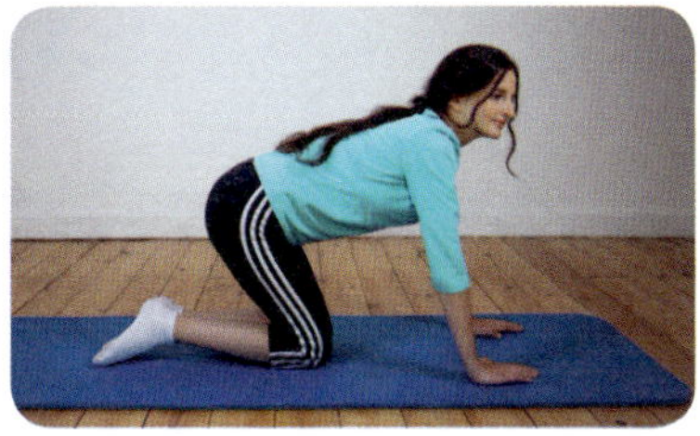

Integration des symmetrisch-tonischen Nackenreflexes

Begeben Sie sich in den Fersensitz. Winkeln Sie die Arme an, und ziehen Sie sie eng an den Oberkörper. Wippen Sie mit den Hüften vor und zurück.

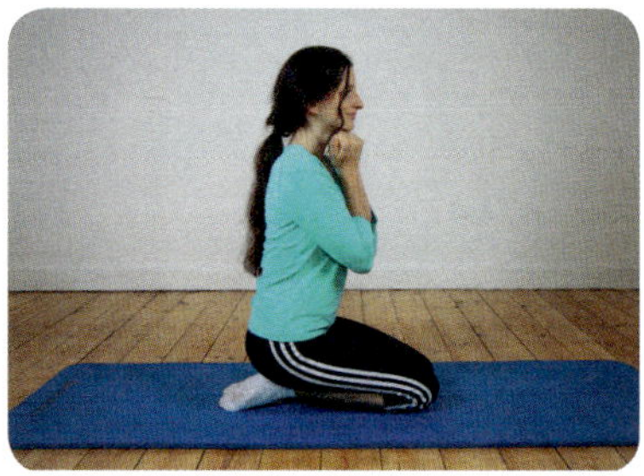

Integration des Galant- und des asymmetrisch-tonischen Nackenreflexes

Legen Sie sich auf den Rücken. Die Arme befinden sich seitlich am Körper. Heben Sie die Beine an, und fahren Sie in der Luft Fahrrad.

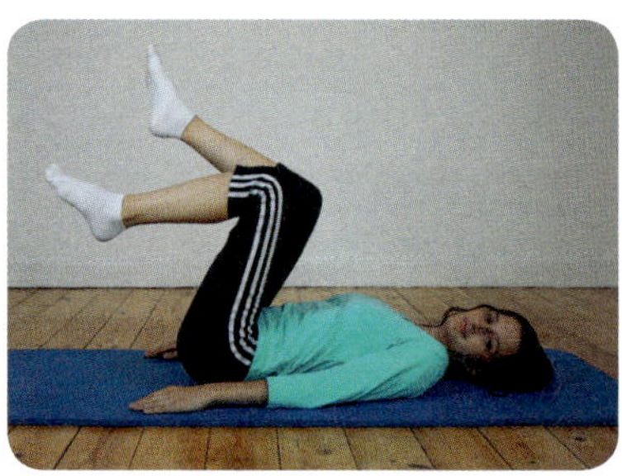

Integration des tonischen Labyrinth- und des symmetrisch-tonischen Nackenreflexes

Begeben Sie sich in die Rückenlage, und legen Sie sich ein Kissen unter den Kopf. Die Arme befinden sich seitlich am Körper. Stellen Sie die Füße auf, sodass die Knie angewinkelt sind. Heben und senken Sie den Kopf.

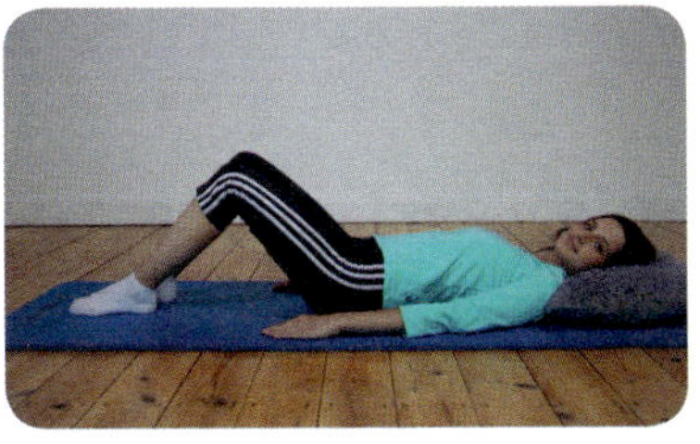

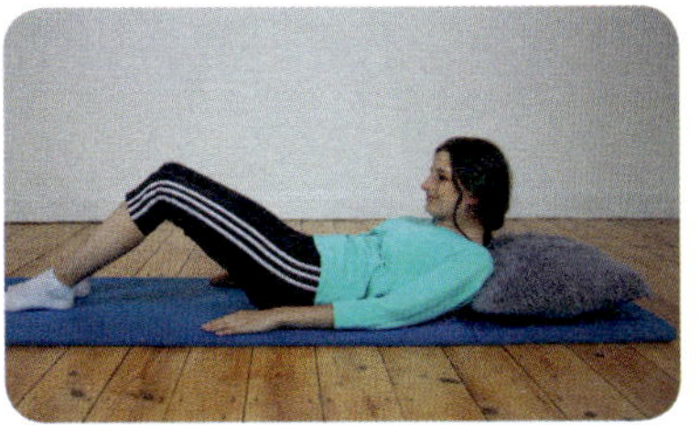

Integration des Landau- und des Greifreflexes

Legen Sie sich auf den Bauch. Strecken Sie die Arme nach vorn. Heben Sie die Arme und den Kopf an, und schaukeln Sie auf dem Bauch.

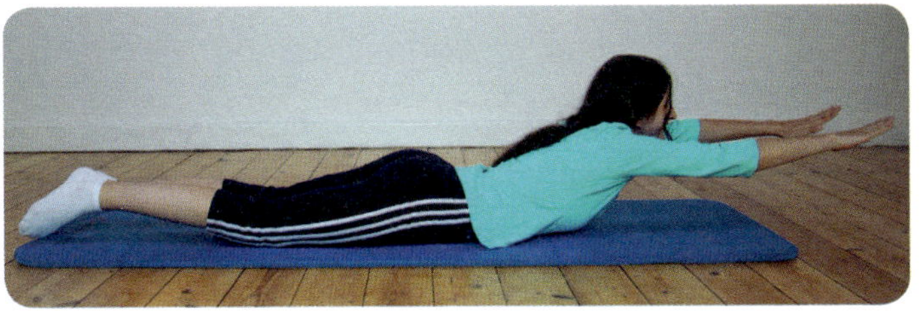

JETZT WIRD'S BUNT – SEHTRAINING MIT FORMEN UND FARBEN

Alles, was wir sehen, ruft in uns Emotionen hervor, auch wenn es letztlich nur aus Formen und Farben besteht. Bilder und Ereignisse, die wir positiv oder neutral bewerten, wirken sich förderlich auf das Sehen aus, negativ erlebte Bilder und Ereignisse hingegen verschlechtern es. Der Grund dafür ist, dass sich der Körper merkt, wie die Augenstellung war, als das Negative erlebt wurde, und in welchem Bereich der Netzhaut es abgebildet wurde. Dadurch können **Blockaden** in diesem Bereich oder bezüglich der Augenstellung entstehen, woraufhin das Sehvermögen nachlässt.

Durch das Training mit Formen und Farben sind wir in der Lage, diese Blockaden wieder zu lösen. Man kann kinesiologisch testen, welche Formen und Farben helfen und welche Blickrichtungen und Gesichtsfelder trainiert werden sollen. Oder man gleicht einfach alle Blickrichtungen und Gesichtsfelder mit allen Formen und Farben aus.

Auch im Hinblick auf die visuelle Verarbeitung ergibt die Kombination von Farben und Formen im Sehtraining Sinn. Zu diesem Thema gibt es viel Forschung.

Früher ging man davon aus, dass Farben, Formen und Bewegung zunächst getrennt analysiert und erst in den höheren Gehirnarealen kombiniert werden. Neuere Studien zeigen aber, dass diese Informationen nahezu von Anfang an, z. B. in V2 und V4 (S. 35), zusammen verarbeitet werden. Dies scheint auch in den höheren Bereichen der Fall zu sein, zu denen die Informationen auf dem Was- und dem Wo-Strom weiterlaufen. Erst in den höchsten Zentren im Temporallappen wurden Areale identifiziert, die spezifisch auf bestimmte Objektkategorien antworten. So reagieren einige Zellen nur auf Hände oder auf Gesichter. Es gibt sogar unterschiedliche Neuronen, die besonders auf frontale Ansichten von Gesichtern reagieren, und andere, die Profilansichten analysieren. Manche sprechen nur auf einzelne Gesichtselemente an, z. B. Augen, Mund oder Nase. Deswegen genügen schon Grundelemente wie zwei Punkte und ein Strich (Smiley), um eine Reaktion auszulösen.

Mit der Kombination aus Formen und Farben zu trainieren, stärkt daher die neuronalen Verbindungen, die diese Informationen verarbeiten. Es spiegelt auch die natürliche Art wider, wie unser Gehirn visuelle Reize behandelt, und fördert dadurch eine ganzheitliche Wahrnehmung. Die Fähigkeit zum Erkennen und Unterscheiden von Objekten wird so verbessert.

Formen

Am besten geeignet für das Training mit Formen sind die **Grundformen** der zweidimensionalen Geometrie. Im Gehirn sind die Grundformen von wesentlicher Bedeutung für die Verarbeitung weiterer Sehprozesse sowie als Grundlage für das dreidimensionale Sehen und das dreidimensionale Vorstellungsvermögen, das mit dem Sehprozess eng verknüpft ist.

Spannend ist auch, dass unser Gehirn jeder Form eine Bedeutung beimisst. Das geschieht völlig unbewusst und blitzschnell. Die Bedeutung kann kulturell, subjektiv oder objektiv geprägt sein.

Linie

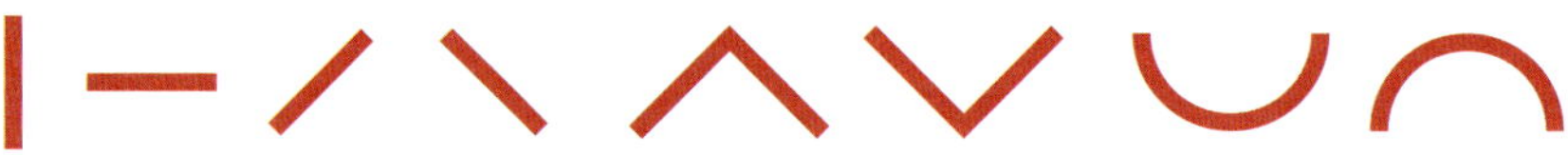

Bei einer Linie handelt es sich um einen geraden, gekrümmten oder geknickten Strich, der in unterschiedliche Richtungen zeigen und somit auch unterschiedliche Bedeutungen bzw. Wirkungen auf uns haben kann. Der senkrechte Strich wirkt aufstrebend und dynamisch, ähnlich einer wachsenden Pflanze. Der waagerechte Strich vermittelt Stabilität und Weite wie der Horizont und hebt Wichtiges hervor. Ein Strich von links unten nach rechts oben wirkt dynamisch und positiv wie eine aufsteigende Treppe, während ein Strich von rechts oben nach links unten eher als bremsend empfunden wird. Zusammengesetzt bilden diese Linien einen Pfeil: Nach oben gerichtet wird er positiv wahrgenommen, nach unten gerichtet negativ. Ein Halbkreis mit der Öffnung nach oben wirkt motivierend, umgekehrt entmutigend, ähnlich einem lächelnden oder traurig nach unten gezogenen Mund.

Kreis

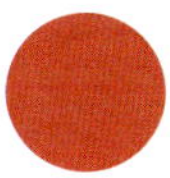

Ein Kreis hat weder Anfang noch Ende und symbolisiert somit die Unendlichkeit. Er wirkt harmonisch, da er keinerlei Ecken und Kanten besitzt.

Halbkreis

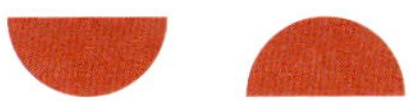

Der Halbkreis mit der runden Seite nach oben wirkt stabiler als der mit der runden Seite nach unten. Während der eine mit einer Höhle assoziiert werden kann, erinnert der andere an ein Boot oder eine Schale.

Ellipse

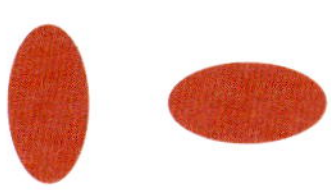

Die aufgerichtete Ellipse erinnert an ein Ei, das für Fruchtbarkeit, aber auch Zerbrechlichkeit steht. Die liegende Ellipse wirkt stabiler. Allgemein werden mit dieser Form Ausdehnung und Wachstum verbunden.

Dreiecke

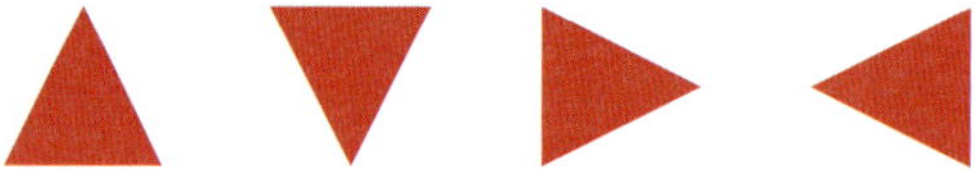

Bei Dreiecken ist es interessant, wie verschiedene Richtungen wahrgenommen werden. Probieren Sie es selbst aus: Welche Wirkung hat ein Dreieck auf Sie, wenn es nach oben, unten, rechts oder links zeigt? Zusätzlich zur Richtung ist auch die Form entscheidend. Es gibt gleichseitige, spitzwinklige, stumpfwinklige, rechtwinklige und ungleichmäßige Dreiecke, die jeweils unterschiedliche Assoziationen und Emotionen hervorrufen. Ungleichseitige Dreiecke wirken oft disharmonisch, während gleichschenklige Dreiecke Ruhe und Stabilität vermitteln.

Quadrat

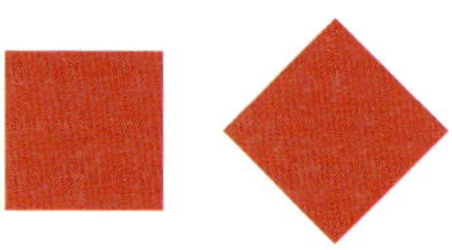

Zeigen die vier geraden Seiten eines Quadrats nach oben, unten, rechts und links, wird es als stabiler, fester und solider empfunden, als wenn es auf einer Spitze steht.

Rechteck

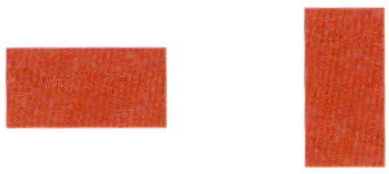

Das Rechteck wirkt liegend ebenfalls solider und stabiler, als wenn es hochkant steht. Es erinnert an den Grundriss eines Raumes und kann dadurch Sicherheit und Geborgenheit vermitteln.

Parallelogramm

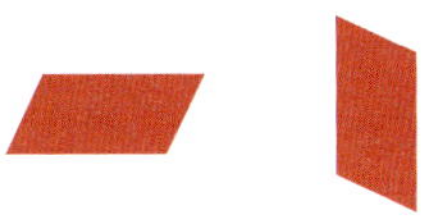

Das Parallelogramm wirkt dynamischer und weniger harmonisch als das Quadrat oder das Rechteck. Liegend vermittelt es mehr Stabilität als stehend.

Fünfeck

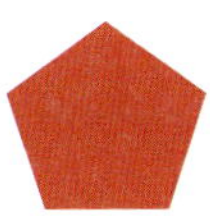

Das Fünfeck erinnert an die Grundstruktur eines Hauses, wodurch es Sicherheit und Geborgenheit, aber auch Eingrenzung vermitteln kann.

Sechseck und weitere Vielecke

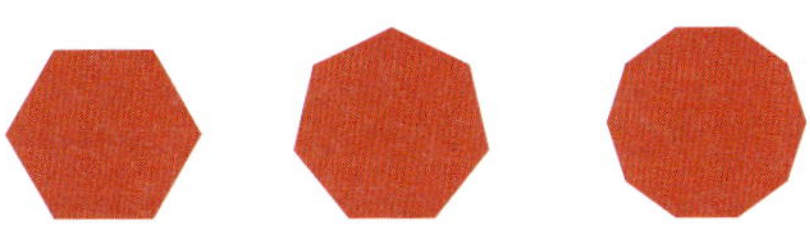

Das Sechseck wirkt stabil. Je mehr Ecken hinzukommen, desto runder und somit harmonischer wird die Form empfunden.

Stern

Die Varianten des Sterns können sehr unterschiedlich auf uns wirken. Je mehr Zacken er hat, desto eher erinnert er an die Sonne und bekommt eine völlig neue Wirkung. Welche Form gefällt Ihnen besonders gut und welche am wenigsten? Erinnert Sie der Stern an etwas? Verbinden Sie damit etwas Angenehmes, etwas Unangenehmes oder können es nicht deuten?

Egal, ob wir die geometrischen Formen mit etwas Positivem oder Negativem assoziieren, sie alle eignen sich für das Sehtraining, weil sie für die Augen gleichermaßen wichtig sind. Auf emotionaler Ebene kann es jedoch einen großen Unterschied machen, mit welchen Formen wir üben. Daher eignen sich auch die folgenden zwei sehr gut für das Sehtraining.

Herz

Das Herz steht für Liebe. Es vermittelt ein warmes Gefühl und stimmt uns froh.

Smiley

Ein lachender Smiley vermittelt positive Gefühle wie Freude, Glück und Dankbarkeit. Bei Menschen, deren eingeschränkte Sicht in einem visuellen Trauma wurzelt, kann er die entstandene Blockade und das dadurch verursachte Sehproblem auf sanfte Weise lösen.

Farben

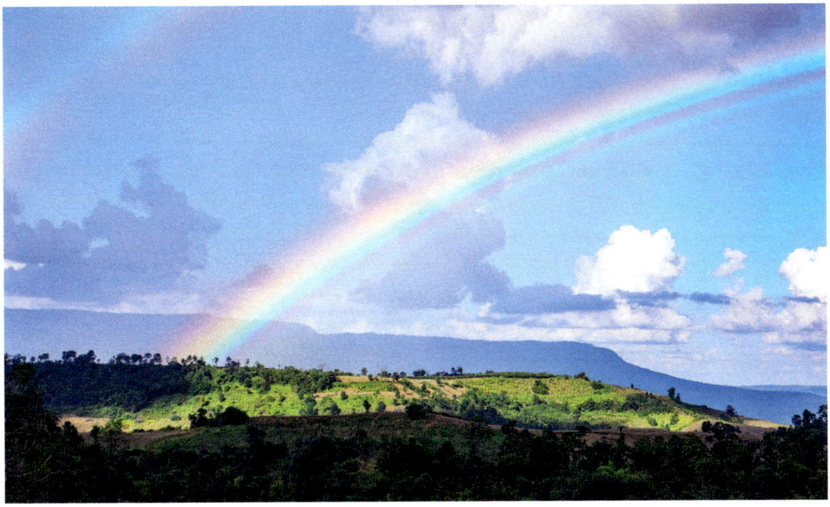

Wenn wir das Sonnenlicht mithilfe eines Prismas in seine Bestandteile zerlegen, erhalten wir die Farben des Regenbogens. Unsere Augen können ein Farbspektrum von 380 bis 780 nm wahrnehmen, also von Violett über Blau und Grün zu Gelb, Orange und Rot.

Die verschiedenen Farben haben völlig unterschiedliche Wirkungen auf uns Menschen. Ohne dass es uns bewusst ist, beeinflussen sie unsere **Emotionen** und unser **Verhalten.** Dieses Wissen können wir im Sehtraining nutzen. Dazu suchen Sie sich am besten einfach die Farbe aus, die Sie gerade am schönsten und intensivsten empfinden und die dann auch in der Regel jene ist, die Sie aktuell zum Ausgleich benötigen.

Um mit Farben zu üben, können Sie neben Tonpapier auch Farbbrillen verwenden.

Rot

Dunkelrot wirkt kräftigend und stärkend. Es regt alle fünf Sinne an. Hellrot wirkt bedrohlicher. Es deutet auf Gefahr hin, steigert unsere Aufmerksamkeit und lässt uns wachsam sein.

Rosa

Rosa steht für Mitgefühl, Fürsorge und Liebe.

Orange

Orange stimmt uns fröhlich, löst Verspannungen und Ängste. Zudem regt es den Darmbereich an.

Gelb

Gelb ist die Farbe der Sonne. Es steht für Wärme, Behaglichkeit und Lebensfreude. Die Neuronen sprechen sehr gut auf Gelb an und werden durch diese Farbe gestärkt, wodurch sie sich sehr gut eignet, Blockaden in ihnen zu lösen.

Grün

In der Traditionellen Chinesischen Medizin (TCM) gilt Grün als die Farbe der Leber, und die Augen werden diesem Organsystem zugeordnet. Hellgrün verbinden wir mit dem Frühling. Es steht für Neuanfang, Vitalität und Regeneration.

Türkis

Türkis wird mit dem Meer assoziiert. Es ist die Farbe, die auf uns die entspannendste Wirkung hat.

● Blau

Hellblau wird mit Himmel, Weite und Freiheit verbunden. Es hilft uns, uns von einengenden Mustern zu befreien. Dunkelblau wirkt ebenfalls entspannend, gleichzeitig aber auch geheimnisvoll, wenn wir an die Tiefen des Meeres denken.

● Violett

Violett ist die Farbe der Spiritualität und gut geeignet, um Transformationsprozesse zu unterstützen.

● Braun

Auf der einen Seite wird Braun oft mit Schmutz und der »braunen« Vergangenheit Deutschlands verbunden. Auf der anderen Seite steht es aber auch für Erde, Nahrung und Stabilität. Es gibt nur wenige Menschen, die keine emotionale Blockade in Bezug auf diese Farbe haben, weshalb ein Ausgleich sehr wichtig ist.

● Schwarz

Ein Gegenstand erscheint schwarz, wenn er alle Wellenlängen des sichtbaren Lichts absorbiert und sie in Wärme umwandelt. Daher ist Schwarz eigentlich keine Farbe, sondern das Nichtvorhanden-Sein von Farbe. Es wird meist als negativ, bedrohlich oder traurig wahrgenommen, kann aber auch Schutz und Erholung bieten.

○ Weiß

Weiß wird mit Reinheit, Klarheit, Neuem und vielen positiven Ereignissen wie Hochzeiten assoziiert. Weiße Gegenstände reflektieren alle Farben gleichmäßig und erscheinen deshalb farblos. Was ich persönlich sehr spannend finde, ist, dass man das Spektrum des Regenbogens an Übergängen zwischen weißen und schwarzen Bereichen mithilfe von Prismen sichtbar machen kann. Falls Sie nach Wiesbaden kommen, besuchen Sie doch einmal das Schloss Freudenberg. Im »Erfahrungsfeld der Sinne« gibt es einen Raum, in dem ein Prisma in die Fenster eingearbeitet ist, sodass man bei einfallendem Sonnenlicht die Spektralfarben an der gegenüberliegenden Wand beobachten kann.

Anleitung für das Training mit Formen und Farben

Das Training mit Formen und Farben ist komplex, daher fangen Sie am besten mit je einer einzelnen an. Ich möchte die folgende Übung anhand eines gelben Kreises durchsprechen. Mit ihm würde ich das Training auch grundsätzlich beginnen, da er am harmonischsten wirkt und dadurch viele Blockaden lösen kann.

Besorgen Sie sich Tonpapier. Neben Gelb empfehle ich die Farben Rot, Grün und Blau, weil sie die verschiedenen Zapfentypen in der Netzhaut aktivieren. Schwarz bietet den Augen Erholung, und mit Weiß können sie sich aufladen, weil es alle Farben gleichmäßig reflektiert. Des Weiteren eignen sich Orange (löst Ängste), Rosa (öffnet das Herz), Lila (weckt den Sinn für geistige Themen), Türkis (entspannt) und Braun (stabilisiert) sehr gut.

Schneiden Sie aus dem jeweiligen Papier einen Kreis in verschiedenen Größen aus: 3 cm, 5 cm und 10 cm Durchmesser.

Beginnen Sie das Training mit den drei gelben Kreisen, dann wechseln Sie nach sechs Tagen die Farbe, die Form oder beides.

> ***Hinweis:*** Im klassischen Augentraining wird empfohlen, ohne Brille oder Kontaktlinsen zu üben. Beim neuronalen Sehtraining ist es jedoch wichtig, dass das Gehirn ein klares Bild erhält. Daher sollten Sie, sofern Sie eine brauchen, Ihre Sehhilfe bei allen hier vorgestellten Techniken tragen. Eine Ausnahme bilden die Übungen mit einer Blickrichtung, wenn der Brillenrahmen Sie dabei stört.

Bevor Sie beginnen, stelle ich Ihnen noch zwei klassische **Augenübungen nach Dr. Bates,** dem Urvater des Sehtrainings, vor, die Sie immer wieder nutzen sollten, damit sich Ihre Augen während des Trainings und danach regenerieren können.

PALMIEREN

Diese Übung bewirkt, dass sich die Gesichts- und Augenmuskulatur entspannt. Außerdem können die Augen den Sehfarbstoff neu bilden, was besonders wichtig ist, wenn Sie mit Farben trainieren.

Reiben Sie die Handflächen aneinander, bis sie angenehm warm sind. Überkreuzen Sie die Finger beider Hände, sodass die Hände ein Dreieck bilden. Legen Sie die Hände so auf die Augen, dass die Handballen die rechte und die linke Seite des Oberkiefers berühren. Die Augen sollten dadurch komplett vom Licht abgeschirmt sein. Die Hände bilden Höhlen für die Augen und berühren sie nicht. Schließen Sie die Augen. Genießen Sie nun die Wärme Ihrer Hände.

Wenn Sie die Übung beenden, halten Sie die Augen noch einen Moment geschlossen. Nehmen Sie dann die Hände beiseite, und öffnen Sie mit kleinen Blinzelbewegungen sanft die Augen.

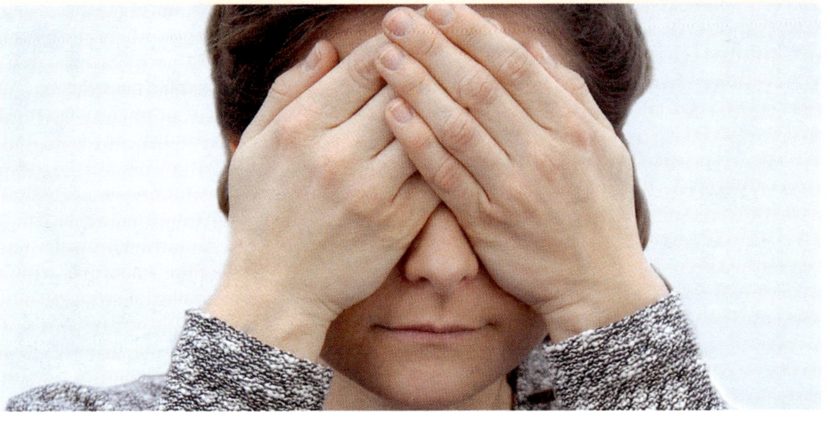

SONNÜBUNG

Diese Übung dient als Abschluss des Sehtrainings mit Farben. Das Sonnenlicht enthält das gesamte Spektrum der Regenbogenfarben und ist perfekt für die Sinneszellen der Augen zusammengesetzt. Durch die Sonnübung können sich die Augen regenerieren und sich mit allen fehlenden Lichtinformationen auffüllen. Sie kann auch bei bewölktem Himmel durchgeführt werden, da das Licht ausreicht, um die Sinneszellen zu stimulieren.

Gehen Sie raus in die Natur, und stellen oder setzen Sie sich hin. Schließen Sie die Augen, und wenden Sie das Gesicht der Sonne zu. Bewegen Sie den Kopf ein paarmal auf und ab, dann nach rechts und links und anschließend im Kreis. Drehen Sie sich abschließend um, sodass Sie die Sonne im Rücken haben, und führen Sie das Palmieren durch. Halten Sie die Augen zunächst noch geschlossen, wenn Sie dann achtsam die Hände vom Gesicht lösen. Lassen Sie sich Zeit, um mit blinzelnden Bewegungen die Augen zu öffnen.

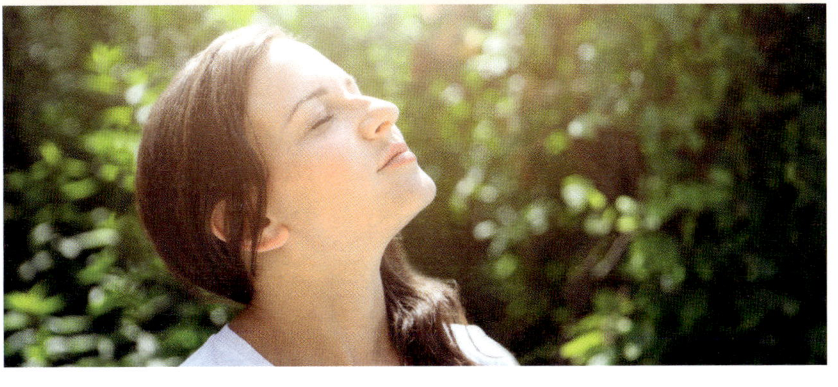

KREISÜBUNG

Kleben Sie den kleinen gelben Kreis auf ein weißes Blatt Papier, am besten in DIN A2. (Mit dem schwarzen Kreis wird genauso trainiert wie mit den Farben. Der weiße Kreis hingegen wird auf ein schwarzes Blatt geklebt.) Hängen Sie es auf Augenhöhe an einen hellen Ort, vorzugsweise mit Tageslicht, aber nicht an eine Fensterscheibe. Malen Sie in die Mitte des Kreises einen Fixpunkt.

Decken Sie ein Auge mit einer Augenklappe ab, und betrachten Sie für etwa 30 Sekunden den Kreis in einem Abstand von ca. 40 cm. Fixieren Sie den Punkt in der Mitte. Atmen Sie dabei entspannt ein und aus, und massieren Sie das Sehzentrum am Hinterkopf mit kreisenden Bewegungen. Blockaden können sich so sanft lösen.

Betrachten Sie den gelben Kreis für weitere 30 Sekunden, und massieren Sie dabei sanft die Kopfseiten und somit die seitlichen Schläfenlappen, die für das Deuten von Formen zuständig sind.

Massieren Sie dann den Oberkopf, wo der Scheitellappen (Parietallappen) liegt, der ebenfalls am Sehprozess beteiligt ist.

Palmieren Sie anschließend für 2 bis 3 Minuten.

Wenden Sie sich zu der Seite, auf der Sie die Augenklappe tragen, sodass sich das offene Auge nach außen drehen muss, um den Punkt in der Mitte des Kreises zu fixieren. Massieren Sie erneut erst den Hinterkopf, dann die Kopfseiten und schließlich den Oberkopf.

Palmieren Sie für 2 bis 3 Minuten.

Drehen Sie sich zur anderen Seite, sodass Sie mit dem offenen Auge nach innen schauen müssen. Wiederholen Sie die Übungsschritte in dieser Position.

Palmieren Sie für 2 bis 3 Minuten.

Hängen Sie das Blatt weiter nach oben, sodass Sie bei gerader Kopfhaltung mit den Augen nach oben blicken müssen, um den Kreis zu fixieren. Wiederholen Sie alle Schritte.

Palmieren Sie für 2 bis 3 Minuten.

Hängen Sie das Blatt nach unten, sodass Sie den Blick senken müssen, um den Kreis direkt anzusehen, ohne den Kopf zu bewegen. Wiederholen Sie alle Schritte.

Palmieren Sie für 2 bis 3 Minuten.

Wiederholen Sie die Übung dann mit dem anderen Auge, und führen Sie abschließend die Sonnübung durch.

Am nächsten Tag wiederholen Sie die Übung mit dem mittleren Kreis, am darauffolgenden Tag mit dem großen Kreis. Danach folgt das Training des Gesichtsfeldes mit Farben und Formen.

Decken Sie dafür ein Auge ab. Hängen Sie das Blatt nach oben, und blicken Sie aus ca. 40 cm Abstand auf den Kreis. Schauen Sie dabei nicht nach oben, sondern geradeaus, sodass Sie den Kreis mit dem oberen Gesichtsfeld wahrnehmen müssen. Dadurch stimulieren Sie den unteren Teil der Netzhaut. Fixieren Sie am besten während der ganzen Übung einen Punkt auf Augenhöhe. Reiben Sie dabei erst den Hinterkopf, dann die Kopfseiten und schließlich den Oberkopf für jeweils 30 Sekunden.

Palmieren Sie für 2 bis 3 Minuten.

Hängen Sie das Blatt in Ihr rechtes oberes Gesichtsfeld, und wiederholen Sie die Übungsschritte. Dann fahren Sie so fort, indem Sie das Blatt nacheinander rechts mittig, rechts unten, unten mittig, links unten, links mittig und links oben platzieren. So werden alle Bereiche der Netzhaut stimuliert. Palmieren Sie nach jedem Wechsel. Im Anschluss an diese Trainingseinheit führen Sie die Sonnübung durch.

Wiederholen Sie das Ganze mit dem anderen Auge.

Führen Sie diese Übung am ersten Tag mit dem großen Kreis, am zweiten Tag mit dem mittleren Kreis und am dritten Tag mit dem kleinen Kreis durch.

Gönnen Sie sich nach dieser insgesamt sechstägigen Trainingseinheit einen Tag Pause, bevor Sie die Farbe oder Form wechseln.

Ist der Moro-, der Flucht-Lähmungs-, der tonische Labyrinth-, der asymmetrisch-tonische Nacken- oder der Babinski-Reflex (ab S. 45) nicht integriert, kann Ihnen diese Übung schwerfallen.

Richtungswahrnehmung

Die Deutung der Richtung eines Objektes geschieht in den Bereichen V3 und V3a im Okzipitallappen am Hinterkopf. Dieses Sehzentrum können Sie trainieren, indem Sie Formen in verschiedenen Ausrichtungen betrachten. Wie das funktioniert, zeige ich Ihnen anhand des Parallelogramms.

PARALLELOGRAMMÜBUNG

Schauen Sie sich nacheinander die Parallelogramme auf der nächsten Seite an, eine Zeile nach der anderen, von links nach rechts, und lassen Sie sie in Ruhe auf sich wirken.

Welches Parallelogramm wirkt auf Sie am harmonischsten? Was könnte der Grund dafür sein? Womit verbinden Sie diese Form?

Sie können diese Übung mit unterschiedlichen Farben durchführen. Unter folgendem Link finden Sie verschiedene Varianten zum Download: www.augenschule-eyeland.de/gratis.html. Die Wahrnehmung wird immer eine andere sein und verschiedene Emotionen hervorrufen. Sie trainieren dadurch Ihren Farb-, Form- und Lagesinn und die unterschiedlichen rezeptiven Felder. Je mehr diese trainiert werden, desto besser vernetzen sich die verschiedenen Gehirnareale miteinander und desto farb- und kontrastreicher wird das Sehen. Auch emotionale Blockaden, die mit den unterschiedlichen Formen oder Farben assoziiert werden, können hierdurch gelöst werden.

Der asymmetrisch-tonische Nackenreflex (ab S. 45) stört die Richtungswahrnehmung. Daher kann es sinnvoll sein, ihn vor der Parallelogrammübung zu integrieren. Auch der symmetrisch-tonische Nackenreflex, der spinale Galant- und der tonische Labyrinthreflex können hier Schwierigkeiten bereiten.

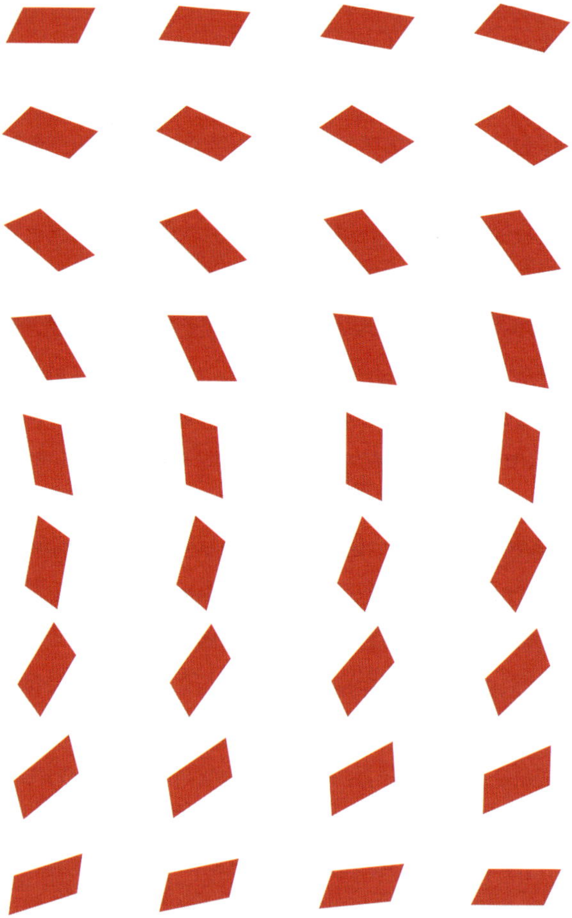

Wenn Sie die Kreisübung (S. 74) mit dem Parallelogramm durchführen, können Sie auch beide Übungen kombinieren, indem sie die Form immer ein wenig mehr drehen, sodass nach und nach andere rezeptive Felder trainiert werden.

Kontrastsehen

Verschiedene Gehirnareale sind daran beteiligt, dass wir Kontraste wahrnehmen können. Dazu zählen der primäre visuelle Kortex (V1), der Kanten und Linien erkennt, sowie V2, V3 und V4, die komplexe Muster und Farben verarbeiten, was für die Differenzierung von Kontrasten wichtig ist. Es gibt Augenerkrankungen, bei denen diese Fähigkeit verloren geht, z. B. grauer Star, Makuladegeneration und diabetische Retinopathie.

Mit Testtafeln können wir feststellen, wie unser Kontrastsehen aktuell ist und inwieweit es sich nach dem Üben mit Farben und Formen und dem Peripherietraining gebessert hat. Gerade die Form- und Farbübungen eignen sich gut, um das Kontrastsehen zu steigern.

KONTRASTTAFELN

Auch die folgenden Testtafeln können zum Trainieren verwendet werden. Benutzen Sie sie so, wie es bei der Kreisübung (ab S. 74) beschrieben wird. Fixieren Sie dabei den Buchstaben, bei dem Sie den Kontrast noch gut erkennen können, und notieren Sie ihn sich, um Ihren Trainingserfolg später messen zu können.

Diese Übung ist besonders für Menschen mit grauem Star, Makuladegeneration und Glaskörpertrübung (Mouches volantes) geeignet.

Diese Tafel können Sie mit anderen Hintergrundfarben herunterladen, um Ihre Empfindlichkeit für verschiedene Töne zu testen: www.augenschule-eyeland.de/gratis.html.

M W E O P W

R M L J F V

H C N I S O

X Y K R D M

B D L O Z F

M U G K E D

K L Z O R D

Q M P G X Y

M W E O P W

R M L J F V

H C N I S O

X Y K R D M

B D L O Z F

M U G K E D

K L Z O R D

Q M P G X Y

AUGEN IN BEWEGUNG

Augen- und Körperbewegungen werden im Gehirn zusammenhängend verarbeitet. Das Mittel- und das Kleinhirn sind z. B. an deren Koordination beteiligt, indem sie visuelle Informationen von zahlreichen Nervenbahnen analysieren und entsprechende motorische Befehle ausgeben. Daher beeinflusst das eine das andere, und Sie können sowohl Ihre **Sehkraft** durch Steigerung Ihrer allgemeinen **Beweglichkeit** verbessern als auch Ihre Beweglichkeit als Test für die Effizienz des Sehtrainings nutzen.

Starten wir mit zwei Beweglichkeitstests. Ich empfehle, sie vor und nach den folgenden Übungen zu machen. So können Sie leicht und schnell herausfinden, ob diese Ihr Sehvermögen wirklich stärken, und Sie verschwenden keine Zeit mit jenen, die Ihnen nichts bringen. Jeder Mensch ist einzigartig und hat eine eigene Lebensgeschichte, daher gibt es kein Standardprogramm, das für jeden gleich gut funktioniert. So kann eine Übung bei dem einen von Erfolg gekrönt sein, während sie beim anderen wenig oder gar keine Wirkung zeigt. Probieren Sie am besten alle Übungen einmal aus, testen Sie, ob sie einen positiven Effekt auf Sie haben, und stellen Sie dementsprechend Ihren individuellen Trainingsplan zusammen.

BEWEGLICHKEITSTEST 1

Stellen Sie sich barfuß oder in Socken aufrecht hin. Die Fußinnenkanten berühren einander. Die Knie sind durchgestreckt. Richten Sie den Blick geradeaus. Strecken Sie beide Arme nach vorn, und führen Sie die Hände zusammen, sodass die Handteller und geschlossenen Finger aneinanderliegen.

Drehen Sie den Oberkörper so weit nach rechts, wie es Ihnen möglich ist. Die Hüften können dabei mitgehen, die Füße bleiben aber fest auf dem Boden stehen. Dann kommen Sie zurück zur Mitte und drehen sich nach links. Merken Sie sich, wie weit Sie sich maximal drehen konnten.

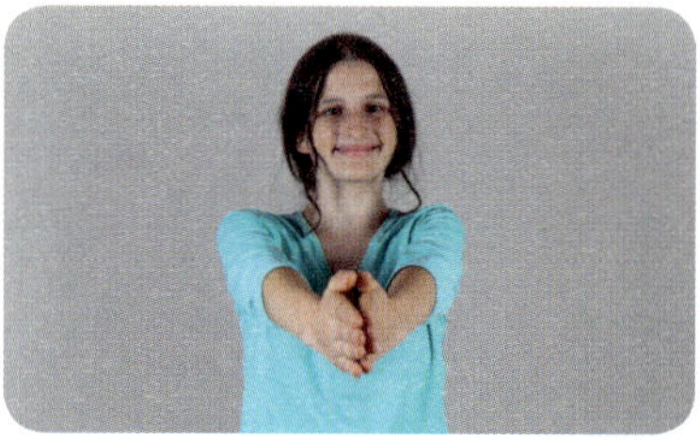

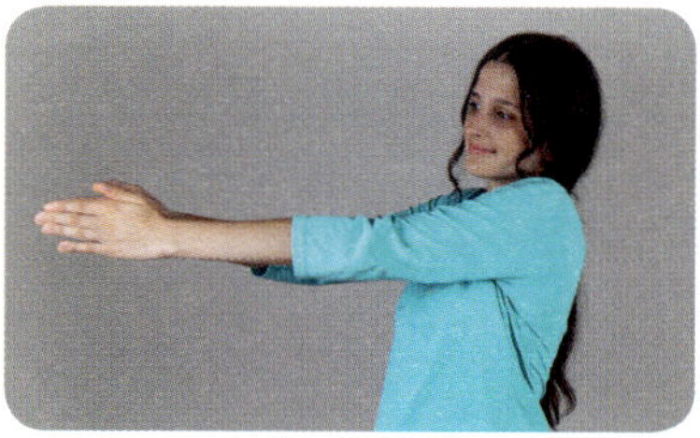

BEWEGLICHKEITSTEST 2

Stellen Sie sich wie beim vorherigen Test hin. Beugen Sie sich mit durchgestreckten Beinen so weit wie möglich nach vorn, und merken Sie sich den Finger-Boden-Abstand.

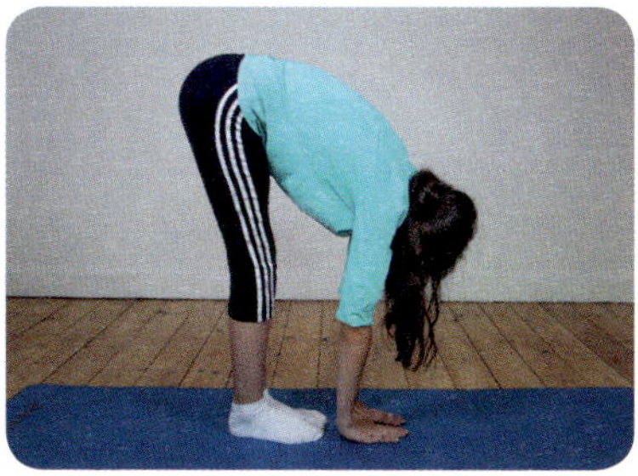

Verbessert sich Ihre Beweglichkeit bei keiner Übung und keinem Test, ist bei Ihnen eventuell der spinale Galant-Reflex (ab S. 45) noch nicht integriert.

Sakkaden

Unter Sakkaden versteht man die schnellen, ruckartigen Mikrobewegungen der Augen. Sie sind wichtig für die effiziente und präzise visuelle Wahrnehmung, weil sie es den Augen ermöglichen, schnell von einem Punkt zum anderen zu springen und dabei klare und stabile Bilder zu erzeugen. Das Ziel des Sakkadentrainings ist es, die Muskeln in den und um die Augen zu stärken sowie die **Geschwindigkeit, Präzision und Stabilität der Augenbewegungen** zu erhöhen.

So wird z.B. das Kleinhirn angeregt, das für die Feinabstimmung dieser Bewegungen und die Aufrechterhaltung der Stabilität des Blicks wichtig ist. Weitere Bereiche, die stimuliert werden, sind u.a. die Sehnervenkreuzung, die primäre Sehrinde, das Mittelhirn, das Stammhirn, die Brücke (Pons), der Wo-Strom (dorsale Pfad) sowie die Hirnnerven Nervus opticus (Sehnerv), Nervus oculomotorius, Nervus throchlearis und Nervus abducens. Durch das Training können diese Hirnareale und Nervenstränge visuelle Daten effizienter verarbeiten.

Grundsätzlich ist es beim Sakkadentraining ratsam, **erst das eine Auge, dann das andere und schließlich beide** zu trainieren. Wenn Ihnen das beidäugige Sehen Probleme bereitet, Sie z.B. schielen, Doppelbilder sehen oder andere binokulare Sehstörungen haben, üben Sie so lange nur mit einem Auge, bis Sie eine Verbesserung feststellen. Durch die Augensprünge wird nicht nur die visuelle Wahrnehmung optimiert, auch Beweglichkeit, Körperkraft und Standfestigkeit nehmen zu.

HORIZONTALE SAKKADEN MIT DAUMEN

Bei horizontalen Sakkaden bewegen sich die Augen von einem Punkt auf der linken Seite zu einem Punkt auf der rechten Seite und umgekehrt. Wenn Sie die horizontalen Sakkaden von links nach rechts durchführen, stimulieren Sie die linke Seite des Kleinhirns und unterstützen die Stabilität der linken Körperhälfte. Indem Sie sie von rechts nach links machen, regen Sie die rechte Seite des Kleinhirns an und verbessern die Stabilität der rechten Körperhälfte.

Stellen Sie sich nach den Beweglichkeitstests aufrecht hin, und decken Sie mit einer Augenklappe ein Auge ab. Der Blick ist nach vorn gerichtet. Strecken Sie beide Arme nach vorn, sodass die Hände einen Abstand von 6 bis 10 cm zueinander haben und sich die nach oben gestreckten Daumen auf gleicher Höhe mittig vor dem Gesicht befinden. Schauen Sie für ca. 45 Sekunden zügig von einem Daumen zum anderen. Der Kopf wird dabei nicht bewegt.

Führen Sie erneut die Beweglichkeitstests durch. Konnten Sie sich weiter drehen bzw. beugen als zuvor? Wenn dem so ist, wechseln Sie das Auge. Wenn Sie danach ebenfalls eine Verbesserung Ihrer Beweglichkeit feststellen, können Sie beidäugig weitermachen.

Falls Sie Probleme haben, horizontale Sakkaden ohne Kopfbewegung auszuführen, empfehle ich Ihnen, mit den Übungen zur Integration des asymmetrisch-tonischen Nacken- und des Babinski-Reflexes (ab S. 45) zu beginnen.

VERTIKALE SAKKADEN MIT DAUMEN

Stellen Sie sich nach den Beweglichkeitstests aufrecht hin, und decken Sie mit einer Augenklappe ein Auge ab. Der Blick ist nach vorn gerichtet. Führen Sie vertikale Blicksprünge durch. Strecken Sie dazu beide Arme nach vorn, und halten Sie die Daumen waagerecht 6 bis 10 cm übereinander. Schauen Sie etwa 45 Sekunden so schnell wie möglich von Daumen zu Daumen. Der Kopf bewegt sich dabei nicht.

Führen Sie erneut die Beweglichkeitstests durch. Konnten Sie sich diesmal weiter drehen bzw. beugen? Wenn dem so ist, wechseln Sie das Auge, und trainieren Sie anschließend beidäugig.

Falls Sie Schwierigkeiten mit den vertikalen Sakkaden haben, könnte Ihnen die Integration des Landau- und des Babinski-Reflexes (ab S. 45) helfen. Auch der tonische Labyrinth- und der symmetrisch-tonische Nackenreflex wirken sich hier womöglich hemmend aus.

SAKKADEN MIT FORMEN UND FARBEN

Das Sakkadentraining ist besonders effektiv, wenn Sie es mit Formen und Farben durchführen.

Stellen Sie sich nach den Beweglichkeitstests aufrecht hin, und decken Sie mit der Hand oder einer Augenklappe ein Auge ab. Der Blick ist nach vorn gerichtet. Halten Sie das Buch so, dass sich die Herzen auf Augenhöhe befinden. Fixieren Sie das äußerste linke Herz, und lassen Sie dann Ihren Blick so schnell wie möglich von Herz zu Herz nach rechts springen. Bewegen Sie dabei nicht den Kopf, sondern nur die Augen. Wiederholen Sie das 7 bis 10 Mal.

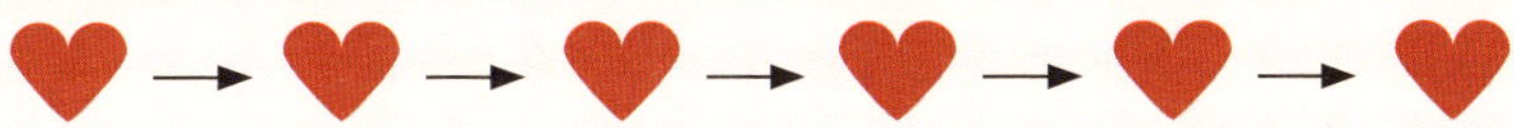

Dann wechseln Sie die Richtung.

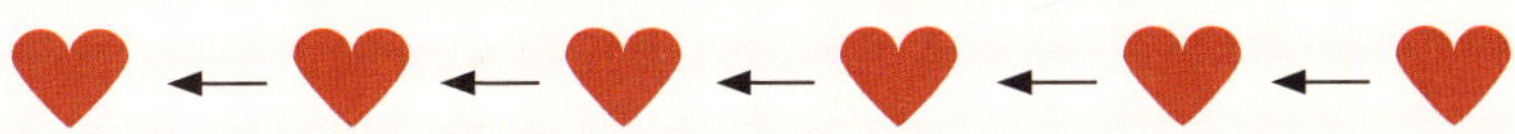

Wenn Sie anschließend eine erhöhte Beweglichkeit feststellen, führen Sie die Übung mit dem anderen Auge und schließlich mit beiden Augen zugleich durch.

Sie können für das Sakkadentraining gern Ihre Lieblingsform und -farbe wählen. Diese wirken sich zusätzlich stärkend auf Sie aus. Unter www.augenschule-eyeland.de/gratis.html finden Sie verschiedene Vorlagen.

HORIZONTALE UND VERTIKALE SAKKADEN KOMBINIEREN

Das Training mit horizontalen und vertikalen Sakkaden ist eine effektive Methode, die Augenkoordination, Fixation und Sehschärfe zu stärken.

Stellen Sie sich nach den Beweglichkeitstests aufrecht hin, und decken Sie mit der Hand oder einer Augenklappe ein Auge ab. Der Blick ist nach vorn gerichtet. Halten Sie das Buch so, dass sich die Buchstaben der Sehtafel auf Augenhöhe befinden. Lassen Sie den Blick 5 Mal zwischen den beiden Üs hin- und herspringen. Halten Sie dabei den Kopf ruhig. Gehen Sie dann zum Buchstaben L über, und fahren Sie so fort bis zum R.

Nachdem Sie das einige Male trainiert haben, können Sie auch von unten beginnen, also beim R. Führen Sie die Beweglichkeitstests erneut durch. Wechseln Sie dann das Auge, bevor Sie mit beiden Augen trainieren.

Ü
L
T
V
W
Y
X
T
O
N
H
D
S
R

Ü
L
T
V
W
Y
X
T
O
N
H
D
S
R

Seit einigen Jahren schon nutze ich beim Sehtraining das Wissen um den Effekt von Farben auf unsere visuelle Wahrnehmung. So arbeite ich gern mit Farbfolien, die z. B. Kindern mit Lese-Rechtschreib-Störungen helfen können. Sie wirken sich positiv auf das Gehirn aus und verhindern, dass Buchstaben oder Wörter »tanzen«.

Es gibt noch weitere optische Phänomene, die beim Lesen auftreten und es erschweren können. Oft werden sie durch Probleme im beidäugigen Sehen oder in den Verarbeitungsprozessen im Gehirn begünstigt. Helen Irlen hat in diesem Bereich umfassende Studien durchgeführt und herausgefunden, dass der Hintergrund eines Textes eine entscheidende Rolle spielt.

Indem die Farbfolien über den Text gelegt werden, reduzieren sich die visuellen Probleme oder verschwinden sogar ganz. Das Lesen kann so besser gelernt und weiterentwickelt werden. Zudem gibt es spezielle Brillen mit Irlen-Tönungen, mithilfe derer der Farbfilter auch bei anderen Aufgaben wie Rechnen oder Schreiben genutzt werden kann.

Wenn Menschen mit diesen Problemen zu mir kommen, rate ich ihnen, ihre Unterlagen auf farbigem Papier auszudrucken. Die Farbe entlastet das Sehsystem und ermöglicht es den Betroffenen, besser, flüssiger und fehlerfreier zu lesen.

Sie können das Sakkadentraining auch mit verschiedenen Hintergrund- und Schriftfarben sowie mit Zahlen ausprobieren. Unter dem folgenden Link finden Sie entsprechende Vorlagen: www.augenschule-eyeland.de/gratis.html. Vergessen Sie nicht, vorher und nachher die Beweglichkeitstests durchzuführen. So können Sie schnell herausfinden, was sich vorteilhafter auf Ihr Sehsystem auswirkt. Meiner Erfahrung nach sprechen die meisten Menschen übrigens eher auf Pastell- als auf grelle Farben an.

Ü	Ü
L	L
T	T
V	V
W	W
Y	Y
X	X
T	T
O	O
N	N
H	H
D	D
S	S
R	R

Sobald es Ihnen gelingt, die horizontalen und vertikalen Blicksprünge ohne Kopfbewegung auszuführen – lassen Sie sich das am besten von einem Übungspartner, der sich vor Sie stellt, bestätigen –, können Sie auch diagonal üben. Springen Sie dabei z.B. zwischen dem linken Ü und dem rechten L, T, V usw. hin und her. Dadurch werden noch mehr Augenmuskeln und Bereiche im Gehirn stimuliert.

Locker aus der Hand

Dass Sehvermögen und Körperbeweglichkeit zusammenhängen, haben die Beweglichkeitstests gezeigt. Mit den nächsten Übungen für die Hände können Sie beides steigern, indem Sie die Formatio reticularis anregen, ein Neuronennetzwerk, das sich über den gesamten Hirnstamm erstreckt. Sie vermittelt zwischen motorischen und sensorischen Systemen und hat Einfluss u.a. auf das Mittelhirn, das Stammhirn, das Kleinhirn und den dorsalen Pfad (Wo-Strom). Sie ist an der Kontrolle von Augenbewegungen sowie an Pupillen- und Lidschlussreflex beteiligt. Die Übungen sind besonders bei Kurz- und (Alters-) Weitsichtigkeit sowie bei Schielthematiken zu empfehlen.

HANDGELENKROTATION

Stellen Sie sich barfuß oder in Socken aufrecht hin. Die Fußinnenkanten berühren einander. Die Knie sind durchgestreckt. Richten Sie den Blick geradeaus.

Beugen Sie den linken Arm im 90-Grad-Winkel. Der Oberarm liegt am Körper, der Handteller zeigt zum Boden, die Finger sind geschlossen. Rotieren Sie das Handgelenk in Form einer Acht: Beugen Sie die Hand, sodass die Finger nach unten zeigen, dann nach rechts und anschließend nach oben. Strecken Sie die Hand nach vorn, sodass der Handteller nach oben zeigt, dann nach unten, bis der Handteller nach vorn und die Finger nach unten zeigen. Drehen Sie die Hand nach links, dann nach oben. Beugen Sie die Hand, sodass der Handteller wieder zum Boden zeigt.

Wiederholen Sie die Bewegungen, bis sie flüssig sind. Wenn Sie die Übung gut beherrschen, können Sie sie 2 bis 3 Minuten lang durchführen. Prüfen Sie jedoch zuvor mit den Beweglichkeitstests, ob Sie sich nach dieser Übung besser bewegen können. Bemerken Sie keine Verbesserung oder eine Verschlechterung, wechseln Sie die Hand und die Rotationsrichtung (unten, links, oben, vorn, unten, rechts, oben, unten), und testen Sie erneut. Trainieren sie nur mit der Hand weiter, die zu einer gesteigerten Beweglichkeit geführt hat. So erhalten Sie dauerhaft gute Trainingsergebnisse.

Zeigt die Übung keine Wirkung, empfehle ich Ihnen, zunächst den spinalen Galant-Reflex (ab S. 45) zu integrieren.

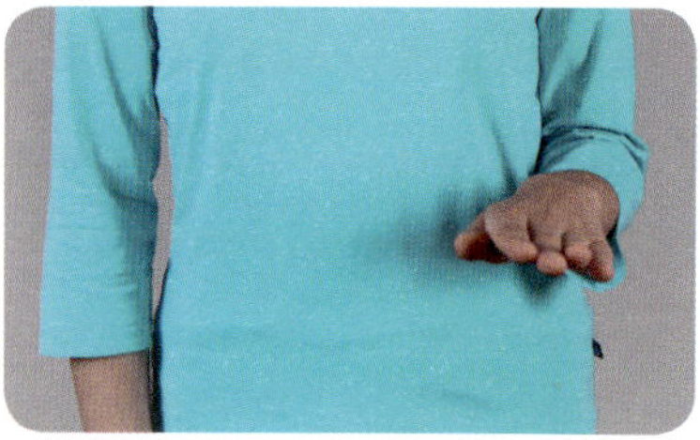
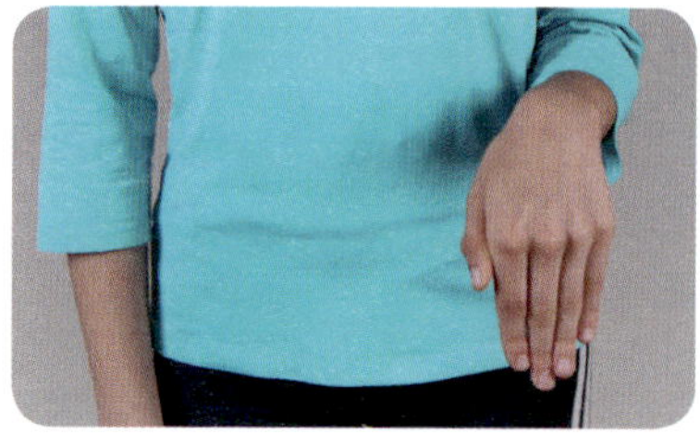
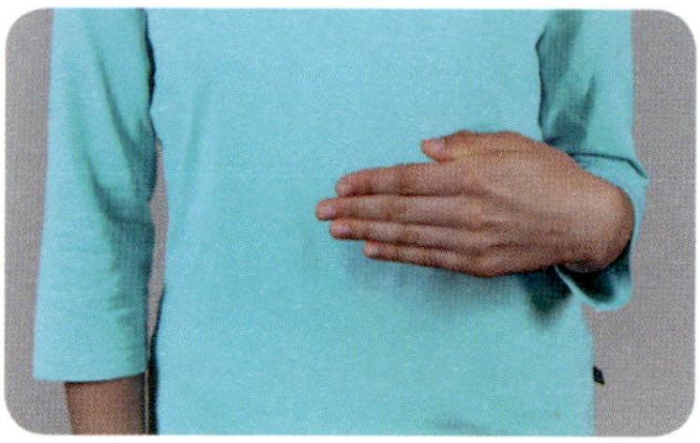
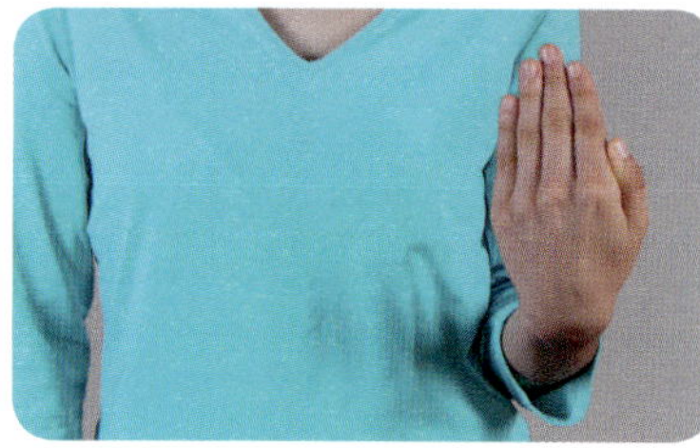
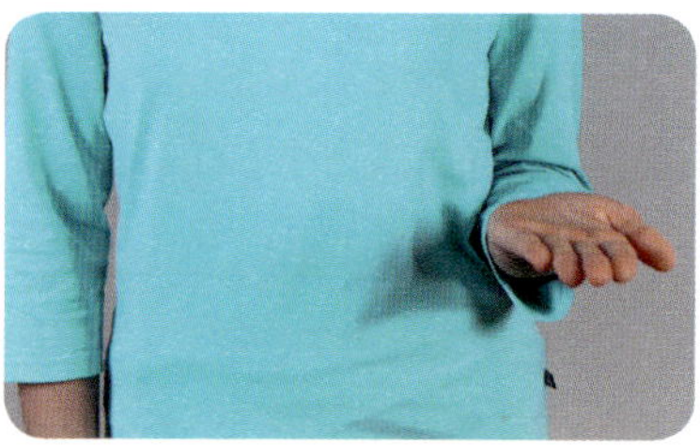
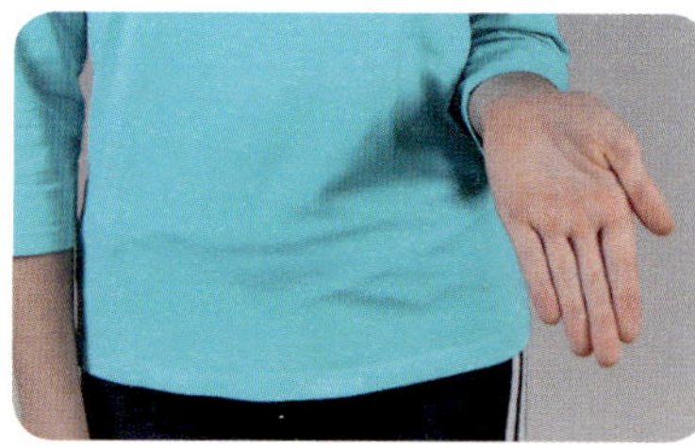
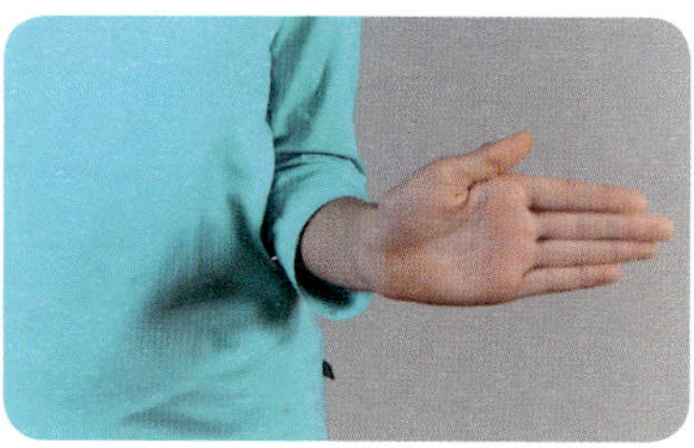
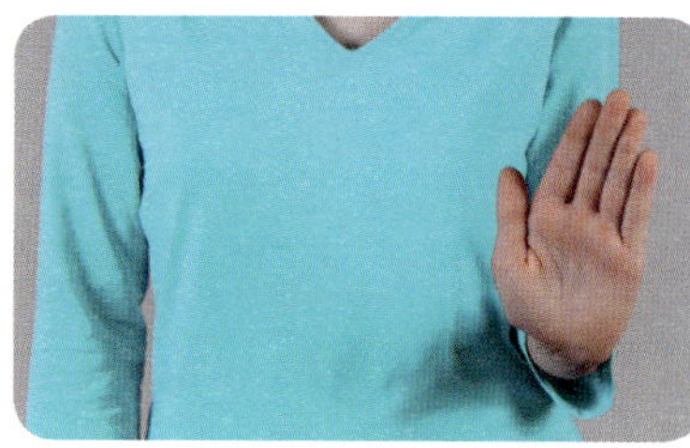
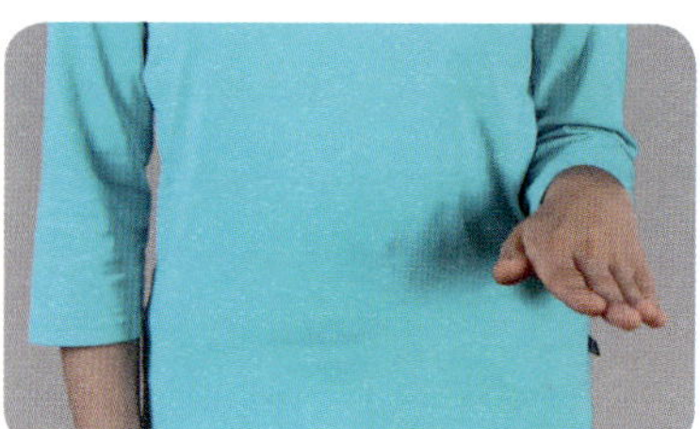

HANDMASSAGE

Für diese Handmassage können Sie ein ätherisches Öl* verwenden, das Ihr Sehvermögen zusätzlich unterstützt:

- **Hanf:** bei rheumatischen Gelenkbeschwerden und rheumatisch bedingten Entzündungen im Auge, z. B. Iritis
- **Lavendel:** bei stressbedingten Augenveränderungen und Kurzsichtigkeit
- **Nelke:** bei grauem Star und Makuladegeneration
- **Wacholderbeere:** bei stressbedingten Augenveränderungen
- **Zitrone:** zur allgemeinen Augenbelebung

Setzen Sie sich an einen Tisch. Seine Höhe sollte so sein, dass Sie die Arme bequem darauf ablegen können, während Sie aufrecht sitzen. Verreiben Sie 1 Tropfen des gewählten Öls in den Händen. Legen Sie einen Arm mit dem Handteller nach unten auf dem Tisch ab. Sie können sich auch ein weiches Handtuch unterlegen. Streichen Sie sanft mit der anderen Hand von den Fingerspitzen zum Ellenbogen über den abliegenden Arm. Wiederholen Sie das 3 bis 4 Mal.

Drehen Sie den Arm, sodass er mit der Außenkante auf dem Tisch abliegt, und massieren Sie mit sanftem Druck den Daumen mit dem Daumen der anderen Hand von der

* Weitere Anwendungen ätherischer Öle für die Augen finden Sie in im Buch »Aromatherapie für die Augen – Gestresste Augen mit ätherischen Ölen und Sehübungen entspannen und stärken«, Schirner Verlag 2021.

Fingerspitze bis zum Grundgelenk in kleinen kreisenden Bewegungen. Zeige- und Mittelfinger der massierenden Hand stützen dabei den zu massierenden Daumen.

Wiederholen Sie das für alle Finger sowohl auf der Außenseite als auch auf der Innenseite. Drehen Sie den Arm entsprechend. Halten Sie danach den jeweiligen Finger am Grundgelenk, und ziehen Sie ihn sanft in Richtung Fingerspitze.

Widmen Sie sich nun den Fingerzwischenräumen. Legen Sie die Hand mit dem Handteller nach unten ab, und massieren Sie sie mit dem Daumen zwischen den Mittelhandknochen von den Fingergrundgelenken bis zum Handgelenk. Beginnen Sie zwischen Daumen und Zeigefinger, wiederholen Sie das 3 bis 4 Mal, und fahren Sie bis zum Bereich zwischen Ringfinger und kleinem Finger fort.

Drehen Sie dann die Hand, sodass Sie mit dem Daumen die Handinnenfläche in kreisförmigen Bewegungen massieren können.

Lockern Sie zum Abschluss die Finger durch Drehbewegungen. Umgreifen Sie dazu einen Finger, und rotieren Sie ihn sanft im Uhrzeigersinn. Beginnen Sie beim Daumen.

Testen Sie vor und nach der Massage Ihre Beweglichkeit mithilfe der Beweglichkeitstests. Wenn Sie sich danach besser bewegen können, massieren Sie in Zukunft immer diese Hand. Sie aktiviert die Gehirnhälfte, die für eine höhere Flexibilität sorgt. Sollten Sie keine Verbesserung oder sogar eine Verschlechterung feststellen, führen Sie die Handmassage an der anderen Hand durch. Tritt dadurch ein positiver Effekt ein, ist die Massage dieser Hand gut geeignet, um Ihre Beweglichkeit und Ihr Sehvermögen zu steigern. Sollten Sie keine Verbesserung feststellen, widmen Sie sich einfach den anderen Übungen.

Bei Zeitmangel können Sie auch nur die Handreflexzonen für die Augen massieren. Sie befinden sich am Zeige- und Mittelfinger. Die ausführliche Anwendung wirkt jedoch viel tiefgreifender. Führen Sie die Massage am besten vor dem Schlafengehen durch, damit das Öl über Nacht seine volle Wirkung entfalten kann.

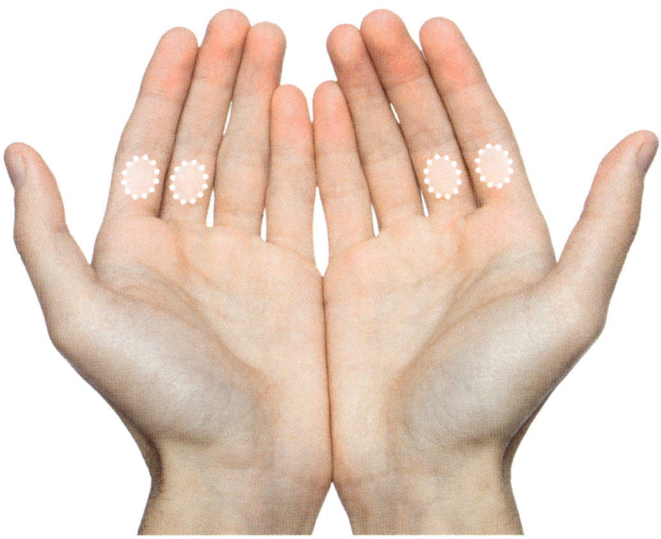

SCHÄRFE UND TIEFE IM BLICK

Akkommodation

Akkommodation ist die Fähigkeit des Auges, sich automatisch auf **unterschiedliche Entfernungen** einzustellen. Das geschieht durch die Veränderung der Linse, die sich krümmt, damit wir in der Nähe scharf sehen können, und sich entspannt für weit entfernte Objekte.

Die folgenden Übungen zielen darauf ab, die Akkommodationsfähigkeit zu verbessern oder zu erhalten, indem sie u. a. den Ziliarmuskel, den Nervus oculomotorius, die Sehnervenkreuzung (Chiasma opticum), das Mittelhirn, das Zwischenhirn, die primäre Sehrinde sowie den Wo- und den Was-Strom (dorsaler und ventraler Pfad) stimulieren. Sie können die Übungen z. B. bei altersbedingter Weitsichtigkeit nutzen oder zur Optimierung Ihrer Fähigkeit, schnell zwischen nahen und fernen Objekten zu switchen wie beim Blickwechsel zwischen Papier und Bildschirm.

Sind der Moro-, der Furcht-Lähmungs- und der Landau-Reflex (ab S. 45) noch aktiv, fällt die Akkommodation schwer. Als Vorübung können Sie daher deren Integration in Erwägung ziehen.

AKKOMMODATIONSÜBUNG 1 MIT DER PERLENSCHNUR

Diese Übung dient Ihnen bei Kurz-, Weit- und Altersweitsichtigkeit sowie bei Schielthematiken und stressbedingten Sehbeeinträchtigungen.

Befestigen Sie ein Ende einer ca. 2 m langen Schnur auf Augenhöhe. Verteilen Sie drei Holzkugeln in unterschiedlichen Abständen auf der Schnur. Nehmen Sie das andere Ende der Schnur in die Hand, und halten Sie es stramm an die Nasenspitze. Bedecken Sie ein Auge mit der anderen Hand oder einer Augenklappe. Schauen Sie mit dem freien Auge auf die Kugel, die Ihnen am nächsten ist. Richten Sie den Blick für einige Sekunden auf sie, und fixieren Sie dann der Reihe nach alle Kugeln. Lassen Sie schließlich den Blick von Kugel zu Kugel zurück zur ersten wandern.

Wiederholen Sie die Übung 9 Mal. Schließen Sie dann die Augen, und palmieren Sie. Im Anschluss daran können Sie das andere Auge auf die gleiche Weise trainieren.

LÖSEN EINES AKKOMMODATIONS-KRAMPFES FÜR BESSERE FERNSICHT

Ein Akkommodationskrampf tritt auf, wenn die Augenmuskulatur, die für die Anpassung der Linse zuständig ist, überanstrengt oder übermäßig angespannt ist. Das kann zu verschiedenen Sehproblemen führen, vor allem beim Wechsel zwischen nahen und fernen Objekten. Typische Anzeichen sind verschwommenes Sehen, Druckgefühl in den Augen, Kopfschmerzen im Bereich der Stirn oder um die Augen herum, schnelle Ermüdung der Augen und Schwierigkeiten beim schnellen Blickwechsel zwischen nahen und fernen Objekten. Manchmal können auch Verspannungen im Nacken- und Schulterbereich auftreten, die durch die Anstrengung der Augenmuskeln verursacht werden.

Mit dieser Übung können Sie einen Akkommodationskrampf lösen, der durch zu viel Naharbeit, z. B. Lesen oder Arbeiten am Bildschirm, entstanden ist, und so Ihr Sehvermögen in der Ferne verbessern. Ihr Ablauf ähnelt dem der vorherigen Übung.

Befestigen Sie das Ende einer ca. 2 m langen Schnur so, dass Sie beim Trainieren nach oben außen schauen müssen. Verteilen Sie drei Holzkugeln in unterschiedlichen Abständen auf der Schnur. Nehmen Sie das andere Ende der Schnur in die Hand, und halten Sie es stramm an die Nasenspitze. Bedecken Sie ein Auge mit der anderen Hand oder einer Augenklappe. Schauen Sie mit dem freien Auge auf die Kugel, die Ihnen am nächsten ist. Richten Sie den Blick für einige Sekunden auf sie, und fixieren Sie dann der Reihe nach alle Kugeln. Lassen Sie den Blick anschließend nicht zurückwandern, sondern schließen Sie die Augen für ein paar Sekunden. Beginnen Sie von vorn mit der Kugel, die Ihnen am nächsten ist.

Wiederholen Sie die Übung 9 Mal. Schließen Sie dann die Augen, und palmieren Sie. Im Anschluss daran können Sie das andere Auge auf die gleiche Weise trainieren.

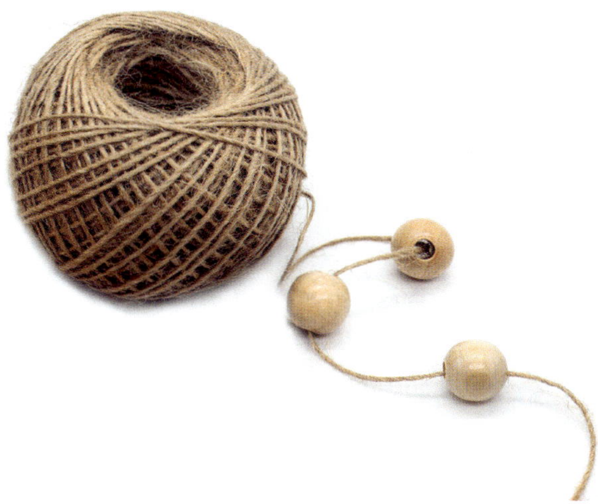

LÖSEN EINES AKKOMMODATIONS-KRAMPFES FÜR BESSERE NAHSICHT

Wollen Sie Ihre Akkommodationsfähigkeit trainieren, um wieder besser in der Nähe sehen zu können, befestigen Sie die Schnur so, dass Sie nach unten innen schauen müssen. Beginnen Sie mit der fernen Kugel. Fixieren Sie sie kurz, und wandern Sie dann schrittweise zu der Ihnen nächsten Kugel. Schließen Sie die Augen für ein paar Sekunden. Beginnen Sie von vorn mit der Kugel, die Ihnen am fernsten ist.

Wiederholen Sie die Übung 9 Mal. Schließen Sie dann die Augen, und palmieren Sie. Im Anschluss daran können Sie das andere Auge auf die gleiche Weise trainieren.

Tipp: Wenn Sie zusätzlich den Vagusnerv aktivieren (ab S. 20), unterstützen Sie die Augenkonvergenz. Dabei handelt es sich um die Fähigkeit der Augen, sich nach innen zu bewegen, um ein nahes Objekt zu fokussieren. Akkommodation und Augenkonvergenz wirken eng zusammen, damit ein scharfes und klares Bild von nahen Objekten erzeugt wird. Während die Akkommodation die Linse im Auge anpasst, um das Bild auf der Netzhaut scharfzustellen, bewegt die Konvergenz die beiden Augen nach innen, damit sie sich auf das gleiche Objekt fokussieren.

AKKOMMODATIONSÜBUNG 2 MIT DER PERLENSCHNUR

Befestigen Sie ein Ende einer ca. 2 m langen Schnur auf Augenhöhe. Ziehen Sie eine Kugel auf, und halten Sie das andere Ende der Schnur stramm an die Nasenspitze. Bedecken Sie ein Auge mit einer Augenklappe. Schieben Sie mit der freien Hand langsam die Kugel von der Nasenspitze weg so weit der Arm reicht. Dann ziehen Sie sie wieder zurück zur Nasenspitze. Verfolgen Sie die Kugel mit Ihrem Blick.

Unterstützen Sie die Übung mit Ihrer Atmung: Bei Kurzsichtigkeit atmen Sie von der Nähe in die Ferne aus und von der Ferne in die Nähe ein. Bei (Alters-)Weitsichtigkeit atmen Sie von der Ferne in die Nähe aus und von der Nähe in die Ferne ein. Führen Sie die Übung anschließend mit dem anderen Auge durch.

AKKOMMODATIONSÜBUNG MIT DER PERLENSCHNUR IN KOMBINATION MIT BLICKRICHTUNG

Sie können die vorangegangene Übung auch mit einer vorteilhaften Blickrichtung verknüpfen. Für eine bessere Einstellung der Augen auf die Nähe befestigen Sie das Ende der Schnur so, dass Sie nach unten innen schauen müssen. Ziehen Sie eine Kugel auf, und halten Sie das andere Ende der Schnur stramm an die Nasenspitze. Bedecken Sie ein Auge mit einer Augenklappe. Schieben Sie mit der freien Hand langsam die Kugel entlang der Schnur von der Nasenspitze weg so weit der Arm reicht. Dann ziehen Sie sie wieder zurück zur Nasenspitze. Verfolgen Sie die Kugel mit dem Blick.

Wenn Sie die Schnur so befestigen, dass Sie nach oben außen schauen, können Sie Ihre Fernsicht optimieren.

Tipp: Auch hier können Sie zusätzlich den Vagusnerv stimulieren (ab S. 20).

Fusion

Das Fusionsvermögen der Augen meint die Fähigkeit, die beiden leicht unterschiedlichen Bilder, die von jedem Auge wahrgenommen werden, zu einem einzigen, kohärenten Bild zu verschmelzen. Es ist wichtig für ein **klares, dreidimensionales Sehen** und eine gute **Tiefenwahrnehmung.**

Mit den folgenden Übungen können Sie die Interneuronen in der Netzhaut (Bipolar-, Horizontal- und Amakrinzellen), den Sehnerv, die Sehnervenkreuzung (Chiasma opticum), den seitlichen Kniehöcker mit seinen P- und M-Zellen, die gratioletsche Sehstrahlung sowie den visuellen Kortex (V1 bis V6) stimulieren, die am Fusionsprozess beteiligt sind. Besonders empfehlenswert sind sie für Menschen, deren Gehirn ein Auge unterdrückt. Dazu kann es kommen, wenn das Auge eine geringere Sehleistung hat als das andere, eine einseitige Augenerkrankung vorliegt oder bei Schielen.

Der tonische Labyrinthreflex und der symmetrisch-tonische Nackenreflex (ab S. 45) behindern die Fusion. Daher sollten Sie diese integrieren, wenn Ihnen die folgenden Übungen schwerfallen.

STERNE VERSCHMELZEN

Das Verschmelzen der Bilder beider Augen zu einem einzigen Bild kann mit dieser Übung trainiert werden.

Halten Sie das Bild mit den Sternen etwa 40 cm und einen Finger etwa 20 cm entfernt mittig vor das Gesicht. Schauen Sie auf den Finger. Zwischen dem obersten Sternenpaar sollten Sie nun einen weiteren Stern sehen, der farbig gefüllt ist und eine dunkle Umrandung hat. Je weiter die Sterne auseinanderliegen, desto schwieriger ist die Übung.

Wenn Sie Probleme dabei haben, können Sie den Abstand zum Bild variieren. Achten Sie aber darauf, dass sich der Finger immer mittig zwischen Gesicht und Grafik befindet.

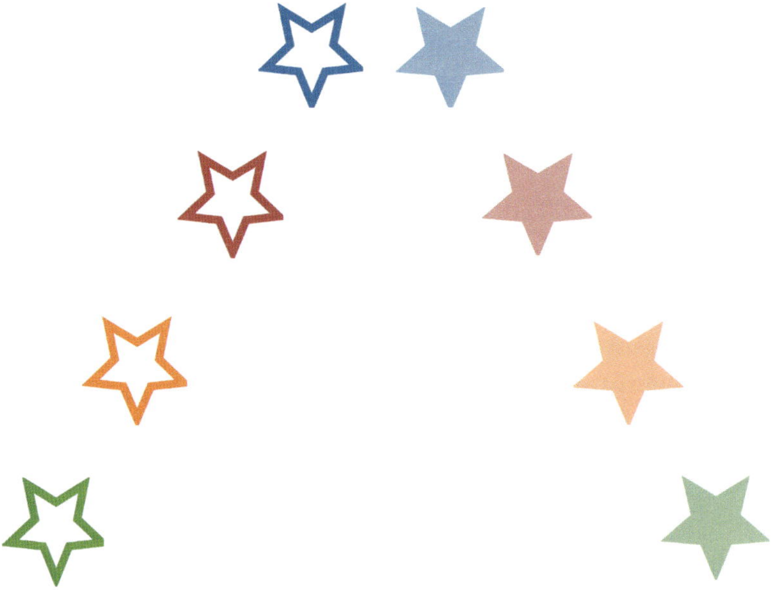

FUSIONSÜBUNG MIT DER PERLENSCHNUR

Befestigen Sie ein Ende einer ca. 2 m langen Schnur auf Augenhöhe. Halten Sie das andere Ende stramm an die Nasenspitze. Ziehen Sie zwei Kugeln auf, und schieben Sie eine ca. 30 cm von sich weg. Die andere ist so weit entfernt, dass Sie sie noch gut sehen. Sie können auch weitere Kugeln auffädeln. Richten Sie den Blick auf die vordere Kugel. Ihr Blick ist ganz weich, Sie atmen entspannt.

Lassen Sie den Blick auf der vorderen Kugel ruhen, und nehmen Sie wahr, wie es hinter ihr aussieht. Wirkt es so, als würde sich die Schnur teilen? Richten Sie den Blick auf die hintere Kugel, und nehmen Sie wahr, was mit der Schnur passiert. Teilt sie sich vor der hinteren Kugel? Sie werden feststellen, dass sich die Schnur immer dort teilt, wohin Sie den Blick richten.

AUS DEM AUGENWINKEL

Um etwas in unserer Umgebung genau wahrzunehmen, müssen wir uns darauf konzentrieren. Die **Aufmerksamkeit,** die nötig ist, um detaillierte Informationen zu erfassen, ist jedoch begrenzt. Das heißt: Auch wenn unsere Augen auf einen bestimmten Punkt fixiert sind, verarbeitet das visuelle System nicht einfach alle in diesem Bild zur Verfügung stehenden Informationen. Vielmehr kann die Aufmerksamkeit zu unterschiedlichen Zeitpunkten auf unterschiedliche Aspekte desselben Bildes gerichtet werden. Wir können sie entweder auf die gesamte Szene verteilen oder auf die Wahrnehmung bestimmter Objekte oder Objekteigenschaften beschränken. Konzentrieren wir uns auf einzelne Aspekte einer Szene, werden anderweitige Veränderungen zum Teil überhaupt nicht bemerkt (attentional blindness).

Im Rahmen einer Studie wurde Versuchspersonen ein kurzer Film gezeigt. Sie sollten sich darauf konzentrieren, wie oft sich die gezeigten Spieler den Ball zuspielten. Nach einer Weile lief eine Person im Gorillakostüm quer über das Spielfeld. Ein Großteil der Versuchspersonen, die sich auf das Zählen des Ballwechsels konzentrierten, bemerkten ihn jedoch nicht.

Die Steuerung der Aufmerksamkeit geschieht über Feedback-Verbindungen im Gehirn. Sie ermöglichen es, dass wir uns gezielt auf bestimmte Aspekte oder Bereiche einer wahrgenommenen Szene konzentrieren. Dabei werden visuelle Informationen, die wichtig sind, verstärkt und hervorgehoben. Weniger relevante werden ausgefiltert. Das ist auch der Grund, weshalb sich das **seitliche Gesichtsfeld** ausschaltet, wenn wir es nicht verwenden. Bei der Computerarbeit z. B. unterdrücken wir es bewusst, weil alles, was sich neben dem Bildschirm befindet, in dem Moment nicht relevant für uns ist. Problematisch wird das dann, wenn dies sehr häufig der Fall ist, denn dann wird dieser Bereich von unserem Gehirn dauerhaft ausgeblendet. Durch bewusst gelenkte Aufmerksamkeit und gezielte Übungen können wir ihn aber wieder aktivieren.

Wie gesagt, ist die Mitte unseres Gesichtsfeldes auf eine höhere Sehschärfe und das Farbensehen spezialisiert, während wir in der Peripherie Formen, Kontraste und Strukturen besser sehen. So können wir einerseits Details erkennen, was u. a. beim Lesen und der räumlichen Wahrnehmung wichtig ist, und andererseits auf plötzliche Veränderungen oder Gefahren außerhalb des direkten Blickfeldes reagieren. Daher sollten wir das komplette Gesichtsfeld trainieren. Das ist besonders relevant für Situationen wie den Straßenverkehr, wo wir Verkehrsschilder, Fußgänger und Fahrzeuge in der Umgebung schnell erkennen müssen.

Ist der Moro- oder der Furcht-Lähmungs-Reflex (ab S. 45) noch aktiv, stört dies die Wahrnehmung des seitlichen Gesichtsfeldes.

DAS SEITLICHE GESICHTSFELD TRAINIEREN

Mit dieser Übung können Sie Ihr seitliches Gesichtsfeld aktivieren.

Drehen Sie das Buch, halten Sie die Abbildung auf der nächsten Seite in ca. 30 cm Abstand auf Augenhöhe, und fixieren Sie das rote Herz in der Mitte. Versuchen Sie, die restlichen Formen zu erkennen, ohne die Augen oder den Kopf zu bewegen.

Probieren Sie diese Übung auch mit Buchstaben aus (S. 114). Fällt es Ihnen schwerer, sie zu erkennen? Das liegt daran, dass wir es gewohnt sind, Schrift direkt anzusehen. Das seitliche Gesichtsfeld hingegen ist besser darauf trainiert, Formen und Strukturen zu erkennen.

Auch hier kann es hilfreich sein, mit Hintergrundfarben zu arbeiten (S. 115), um das visuelle System zu entlasten bzw. zu entstressen. Probieren Sie es einfach aus. Welche Farbe empfinden Sie als angenehm und unterstützend? Sie können die Grafik mit anderen Hintergrundfarben herunterladen: www.augenschule-eyeland.de/gratis.html.

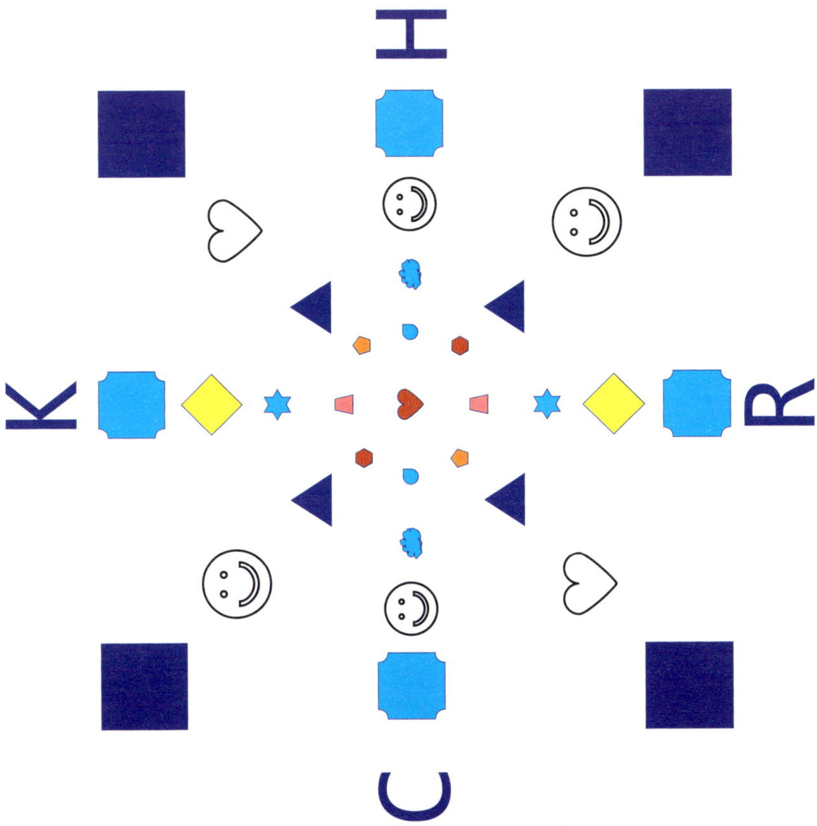
H
K
R
C

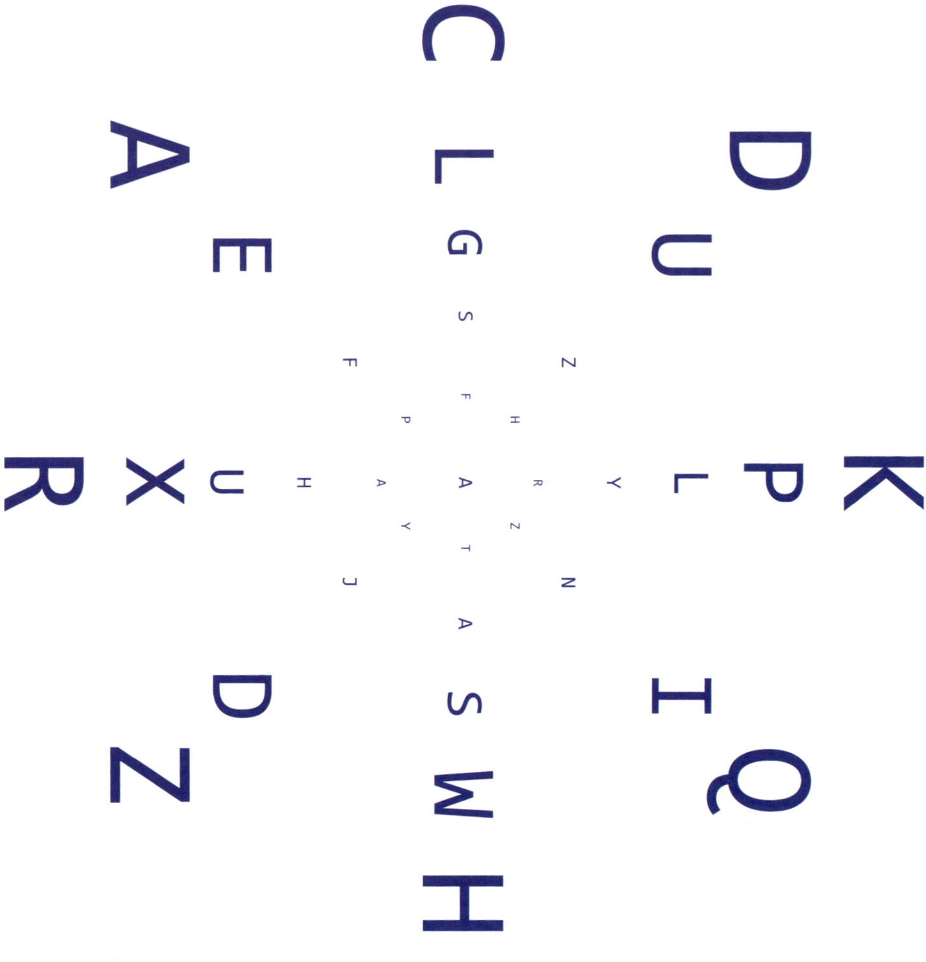

K

D P Q

U L I

Y

Z N

R

H Z

C L G S F A T A S W H

P Y

A

F J

H

E U D

A X Z

R

ALLES IM LOT – BALANCE UND BILDSTABILITÄT

Das Gleichgewicht und das Sehen

Unser Gleichgewicht hat einen enormen Einfluss auf unser Sehen. Würde das Gehirn die Bewegungen beim Laufen, Hüpfen oder Springen nicht ausgleichen, würden wir ständig verwackelte Bilder wahrnehmen. Zum Glück besitzt es einen **Bildstabilisator.** Dieser ist eng mit unserem Gleichgewichtssinn verknüpft, der in den Bogengängen des Innenohrs verortet ist.

Es gibt drei Bogengänge für unterschiedliche Richtungen: einen senkrechten, einen waagerechten und einen schrägen. Die Bogengänge sind mit Lymphflüssigkeit gefüllt. Wenn wir uns bewegen, bewegt sich auch diese Flüssigkeit. Es ist ähnlich wie bei einem Getränk in einem Glas: Bei schnellen Bewegungen wirken stärkere Fliehkräfte auf den Inhalt als bei langsamen. Anhand der Verschiebung der Flüssigkeit in den Bogengängen erkennt das Gehirn die Stärke der Bewegung und gleicht diese aus. Dadurch bleibt unser Seheindruck stabil und verwackelt nicht.

Die beteiligten Gehirnareale umfassen das Vestibularsystem, auch als Gleichgewichtssystem bekannt, das im Innenohr beginnt und über den Vestibularnerv Informationen an das Gehirn sendet. Diese Informationen werden hauptsächlich im Hirnstamm und im Kleinhirn verarbeitet. Der Hirnstamm spielt eine entscheidende Rolle bei der Integration der Gleichgewichtsinformationen. Das Kleinhirn hilft dabei, die Bewegungen zu koordinieren und das Gleichgewicht zu halten. Zusätzlich sind der visuelle Kortex und die präfrontalen Bereiche des Gehirns beteiligt, die die visuelle Information verarbeiten und mit den Gleichgewichtssignalen abgleichen. Die Verbindung zwischen diesen Arealen und den Augenmuskeln wird durch die oculomotorischen (die Augen bewegenden) Nervenbahnen vermittelt, die dafür sorgen, dass die Augenbewegungen stabilisiert werden.

Mit entsprechenden Übungen können die neuronalen Verknüpfungen zwischen dem Vestibularsystem, dem Kleinhirn, dem Hirnstamm und dem visuellen Kortex gestärkt werden. Dadurch verbessert sich die Fähigkeit des Gehirns, Bewegungen zu kompensieren und stabile Bilder wahrzunehmen.

Der tonische Labyrinthreflex, der spinale Galant- und der asymmetrisch-tonische Nackenreflex (ab S. 45) können den Gleichgewichtssinn stören. Daher ist es eventuell sinnvoll, sie zunächst zu integrieren, bevor Sie mit den Übungen fortfahren.

GLEICHGEWICHTSTEST

Halten Sie sich dieses Buch mittig vor das Gesicht, und lesen Sie den Text. Bewegen Sie es dann in verschiedene Richtungen, und versuchen Sie dabei, weiterzulesen. Wahrscheinlich gelingt Ihnen das noch ganz gut. Schwieriger wird es, wenn Sie jemand anderen bitten, das Buch zu halten und zu bewegen, während Sie lesen. Der Grund hierfür ist, dass die Bewegungen des Buches nicht mehr mit denen Ihres Kopfes übereinstimmen. Ihr Innenohr kann Ihnen keinen Anhaltspunkt geben, in welche Richtung sich das Buch bewegt. Das führt dazu, dass es anstrengender wird, den Text zu verfolgen. So ergeht es Menschen, die Probleme mit dem Gleichgewichtssinn haben. Sie können die Zeilen beim Lesen nicht gut im Fokus behalten und geraten ins Stocken.

Es gibt noch andere Themen, die damit verbunden sind, z.B. Drehschwindel. Auch bei Nystagmus, dem Augenzittern, das u.a. bei Ohrspülungen auftreten kann, kann es hilfreich sein, das Gleichgewicht zu trainieren bzw. Augenübungen mit dem Gleichgewichtssinn zu verknüpfen.

BILDSTABILISATION TRAINIEREN

Sie brauchen ein farbiges Objekt, das sich gut als Fixpunkt eignet. Alternativ können Sie einen Punkt oder ein Kreuz auf ein Blatt Papier zeichnen und es auf Augenhöhe an die Wand hängen. Betrachten Sie diesen Fixpunkt in einem Abstand von ca. 40 cm für 30 bis 40 Sekunden, ohne den Kopf zu bewegen. Im Laufe des Trainings können Sie die Distanz zu ihm vergrößern, wobei Sie ihn jedoch immer scharf sehen sollten.

In unserer schnelllebigen Zeit fällt diese Übung vielen Menschen schwer, doch sie ist sehr wichtig. Sie hilft, die Augen fokussiert zu halten, und gibt dem Gehirn die Zeit, das Gesehene in Ruhe zu verarbeiten. Wenn es ständig mit neuen Bildern überflutet wird und keine Gelegenheit hat, sie zu verarbeiten, kann dies zu einer verminderten Sehschärfe führen.

BILDSTABILISATION STEIGERN

Nachdem Sie die vorangegangene Übung einige Zeit regelmäßig ausgeführt haben, können Sie darauf aufbauen. Der nächste Schritt ist, die Bildstabilisation zu erweitern. Betrachten Sie den Fixpunkt im Abstand von ca. 40 cm, und bewegen Sie dabei den Kopf langsam nach rechts und links. Wiederholen Sie das 10 bis 15 Mal. Sind Sie darin geübt, bewegen Sie den Kopf nach oben und unten, während Ihr Blick auf dem Fixpunkt ruht. Für eine weitere

Steigerung bewegen Sie den Kopf nach rechts oben und links unten sowie nach links oben und rechts unten.

Sobald Ihnen das alles gut gelingt, können Sie den Abstand zum Fixpunkt verändern, indem Sie sich im Raum bewegen. Es stellt eine große Herausforderung dar, nicht mit der Aufmerksamkeit abzuschweifen und sich anderweitig umzusehen.

Zudem können Sie im Laufe der Zeit die Bewegungen des Kopfes schneller ausführen, aber nur so, dass Ihnen nicht schwindelig wird.

BILDSTABILISATION MIT BEWEGTEM OBJEKT

Nehmen Sie einen Stift oder ein anderes Objekt, das sich als Fixpunkt eignet, in die Hand. Halten Sie das Objekt auf Augenhöhe, und bewegen Sie es langsam nach rechts und links. Fixieren Sie dabei das Objekt, indem Sie seinen Bewegungen mit dem Kopf folgen. Nach einiger Zeit können Sie andere Richtungen ausprobieren: auf und ab, dann diagonal. Wenn Ihnen dabei nicht schwindelig wird, können Sie die Bewegungen auch schneller durchführen.

DEN VESTIBULÄREN OKULÄREN SINN STÄRKEN

Nach den Übungen für die Bildstabilisation können Sie die Bogengänge im Ohr trainieren, um Ihren Gleichgewichtssinn zu stärken. Üben Sie jede Richtung für etwa zwei Wochen 2 bis 3 Mal täglich, bevor Sie zur nächsten wechseln.

Beginnen Sie mit den vertikalen Bogengängen. Halten Sie dazu die Abbildung auf Augenhöhe, und fixieren Sie den Punkt in der Mitte. Bewegen Sie dann den Kopf so, dass die Nase dem senkrechten Strich nach oben und nach unten folgt. Nicken Sie auf diese Weise 10 Mal schnell hintereinander, damit die Lymphflüssigkeit im Ohr ordentlich in Bewegung gerät und das Gehirn die Informationen gut interpretieren kann. Nach einer kurzen Pause können Sie das Ganze wiederholen. Für die horizontalen Bogengänge folgen Sie dem waagrechten Strich.

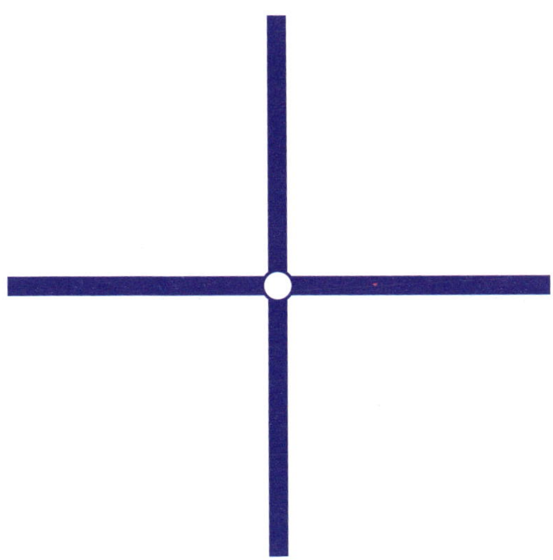

Um die schrägen Bogengänge zu trainieren, bewegen Sie den Kopf 10 Mal entlang einer Diagonale. Legen Sie eine Pause ein, bevor Sie das Ganze mit der anderen Diagonale wiederholen.

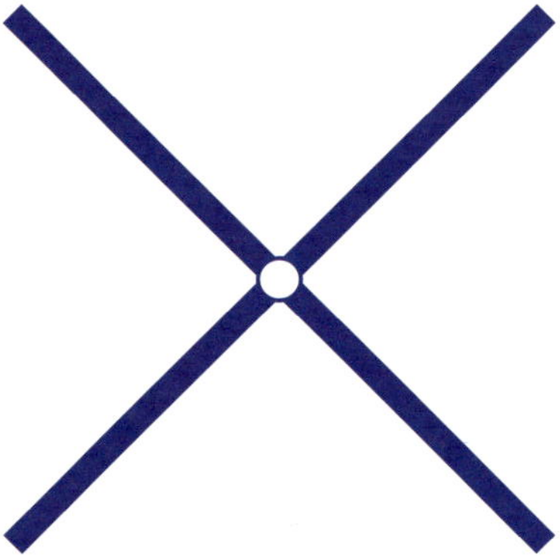

Für einige Menschen, die mit Schwindelproblemen zu tun haben, kann es hilfreich sein, die Übung mit einer Farbe zu kombinieren. Probieren Sie es mit den hinterlegten Grafiken aus, die Sie unter folgendem Link finden: www.augenschule-eyeland.de/gratis.html. Gibt es eine Farbe, die Ihnen das Training erleichtert? Meiner Erfahrung nach sprechen die meisten Menschen besonders gut auf Pastelltöne an, da sie als beruhigend empfunden werden und das visuelle System entspannen.

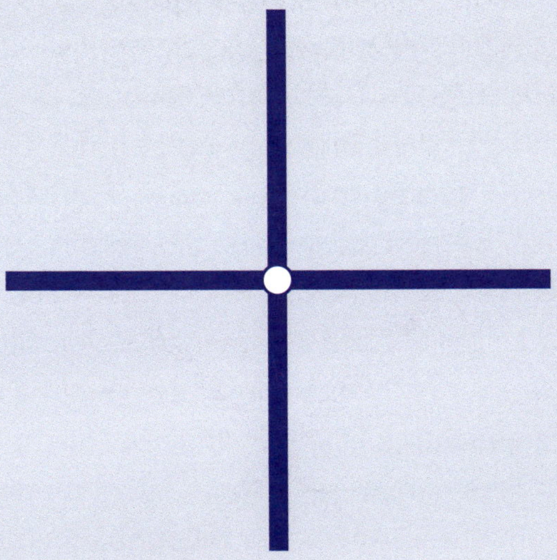

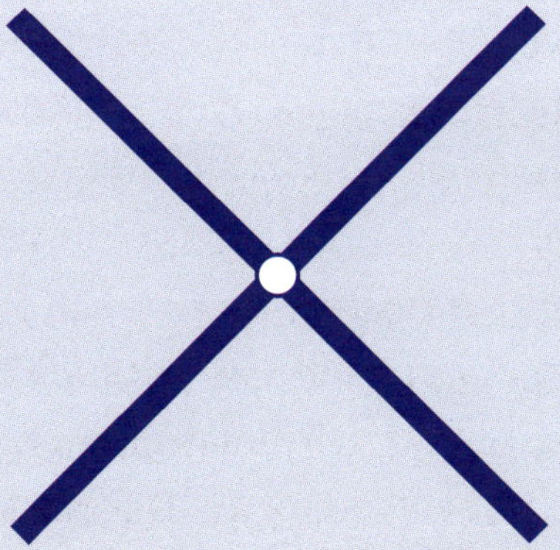

Der Nacken und das Sehen

Der Nacken enthält Rezeptoren, die die Kopfposition und -bewegungen registrieren. Diese Informationen werden an das Gleichgewichtsorgan im Innenohr und an das Gehirn weitergeleitet. Durch **Verspannungen oder Fehlstellungen** im Nackenbereich werden diese Signale gestört, und es kann zu Problemen wie Schwindel, Unsicherheit beim Gehen und einem verwackelten Sehbild kommen. Auch die Blutzirkulation und somit die Sauerstoffversorgung des Gehirns und der Augen wird beeinträchtigt. Eine verminderte Durchblutung kann u. a. zu verschwommenem Sehen oder Augenmüdigkeit führen. Außerdem enthält dieser Bereich Nervenbahnen, die das Gehirn und die Augen verbinden. Wenn durch Verspannungen oder Fehlstellungen im Nacken Druck auf diese Nerven ausgeübt wird, stört das den Informationsfluss.

Folgende frühkindliche Reflexe (ab S. 45) können für Nackenverspannungen verantwortlich sein: Moro-, Furcht-Lähmungs-, tonischer Labyrinth-, spinaler Galant-, Landau-, symmetrisch-tonischer Nackenreflex.

Es wirken sowohl sympathische als auch parasympathische Nerven auf den Nacken. Sind wir entspannt, ist die Nackenmuskulatur locker. Stehen wir unter Stress oder haben Angst, spannen sich die Muskeln stark an. Der Nacken wird in erster Linie vom Nervus accessorius innerviert. Dieser Hirnnerv verläuft gemeinsam mit dem Nervus glossopharyngeus (Zungen-Rachen-Nerv) und dem Nervus vagus durch das Foramen jugulare, eine Öffnung im Schädelknochen, die an der Basis des Schädels liegt. Deshalb greifen Nackenübungen, Übungen zur Aktivierung des Vagusnervs sowie Kiefer- und Zungenübungen ineinander.

Neuronal und strukturell hängen auch Kiefer- und Nackenmuskulatur zusammen. Sie sind durch gemeinsame Nervenbahnen verbunden und Teil derselben Muskelketten. Deshalb kann eine Lockerung des Kiefers die Nackenmuskulatur entspannen.

DIE EULE

Die Eule ist meine Lieblingsübung zum Lockern des Nacken- und Schulterbereichs. Sie ist einfach, geht schnell und kann dadurch leicht in den Alltag integriert werden.

Greifen Sie fest mit einer Hand in den gegenüberliegenden Schultermuskel (Trapezius). Drehen Sie den Kopf ganz langsam zu einer Seite, bis es nicht mehr weiter geht. Führen Sie diese Bewegung sehr langsam durch, und atmen Sie dabei tief ein und aus. Drehen Sie den Kopf ganz langsam zur Mitte zurück und dann zur anderen Seite. Führen Sie diese Kopfbewegung 3 Mal pro Seite aus. Wiederholen Sie die Übung, indem Sie mit der anderen Hand in den gegenüberliegenden Schultermuskel greifen.

GÄHNEN

Gähnen lockert den Kiefer. Achten Sie darauf, dass er dabei entspannt bleibt. Sie können das Gähnen mit einer Massage verbinden, indem Sie das komplette Gesicht mit allen zehn Fingern sanft beklopfen. Öffnen Sie dabei den Mund, und bewegen Sie den Unterkiefer hin und her. Übrigens: Auch herzhaftes Lachen löst Kieferverspannungen.

KIEFERLOCKERUNG MIT BAND

Für diese Übung brauchen Sie ein elastisches, weiches Band aus dem Sportbereich. Legen Sie es um den Unterkiefer, und halten Sie es auf Höhe der Ohren fest. Öffnen und schließen Sie den Mund gegen den sanften Widerstand des Bandes 5 bis 10 Mal.

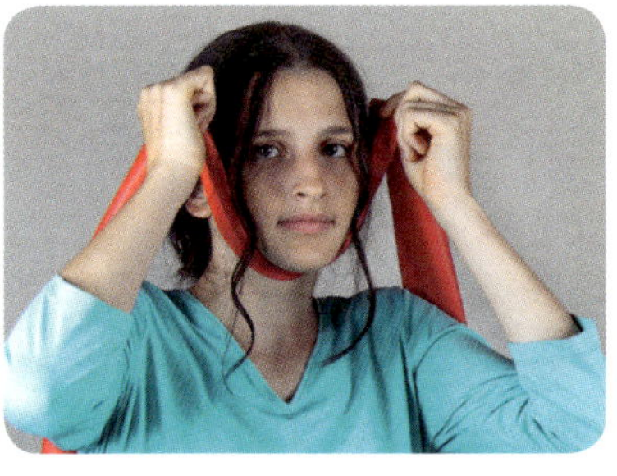

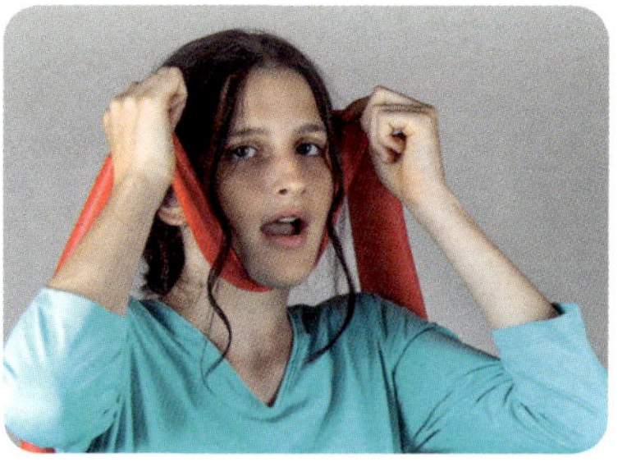

NACKENMUSKULATUR KONTROLLIEREN

Reiben Sie die Handflächen aneinander, bis diese angenehm warm sind. Legen Sie die Hände in den Nacken, und streichen Sie ihn für etwa 30 Sekunden von oben nach unten aus. Dadurch steigern Sie die sensorische Wahrnehmung in diesem Bereich.

Nehmen Sie im Stehen oder Sitzen einen Stift zwischen die Zähne, und zeichnen Sie einen vertikalen Kreis in die Luft. Dabei sollte die Bewegung aus dem Nacken heraus erfolgen, nicht vom Kopf her. Machen Sie dies 2 bis 3 Mal, und wechseln Sie dann die Richtung. Malen Sie anschließend aus dem Nacken heraus horizontale Kreise in die Luft.

NACKENMUSKULATUR STÄRKEN

Reiben Sie die Handflächen aneinander, bis diese angenehm warm sind. Legen Sie die Hände in den Nacken, und streichen Sie ihn für etwa 30 Sekunden von oben nach unten aus. Dadurch steigern Sie die sensorische Wahrnehmung in diesem Bereich.

Nehmen Sie eine aufrechte Körperhaltung ein, halten Sie den Kopf gerade, und schauen Sie nach vorn. Legen Sie eine Hand an die Kopfseite, und drücken Sie ca. 15 Sekunden lang mit dem Kopf fest dagegen. Wechseln Sie dann die Seite. Das stärkt die seitliche Hals- und Nackenmuskulatur. Legen Sie anschließend die Hände an den Hinterkopf und zum Abschluss an die Stirn, und bauen Sie jeweils Druck auf. Dadurch trainieren Sie die vordere und hintere Hals- und Nackenmuskulatur. Bei dieser Übung können Sie sich auch von einem Partner unterstützen lassen.

Erinnern Sie sich an die Schilderung meiner Begegnung mit dem Platzwart vom Campingplatz am Anfang des Buches? Als ich mit ihm diese Übung ausführte, verbesserte sich schlagartig sein Sehvermögen.

Sie trainiert die Flexoren (Beugemuskeln) und die Extensoren (Streckmuskeln) im Körper, die über neuronale Reflexe miteinander verbunden sind. Wenn wir Druck nach vorn aufbauen, aktivieren wir die Flexoren der Hals- und Nackenmuskulatur. Dadurch wird ein Signal an das Gehirn geleitet, das auch die Flexoren im Auge aktiviert, wodurch der Ziliarmuskel angespannt wird. Diese Anspannung führt zu einer stärkeren Krümmung der Linse und verbessert somit die Nahsicht. Bauen wir hingegen Druck nach hinten auf, werden die Extensoren der Hals- und Nackenmuskulatur sowie der Augen aktiviert. Dadurch entspannt sich der Ziliarmuskel, was eine Abflachung der Linse bewirkt und die Fernsicht verbessert.

Wie bereits erwähnt, führt diese Übung nicht bei jedem unmittelbar zum Erfolg. Menschen, die neben einer Fehlsichtigkeit noch weitere Augenprobleme wie eine Hornhautverkrümmung haben, dient sie zwar auch, aber der Sofortეffekt tritt nicht ein.

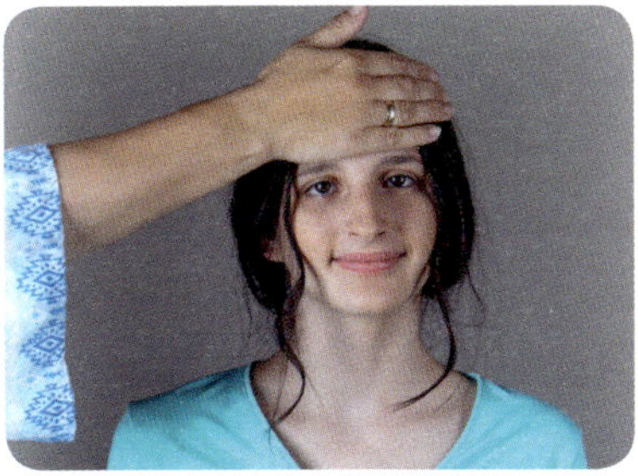
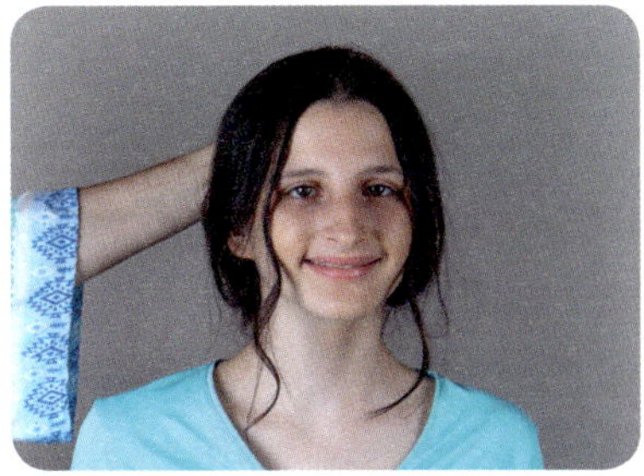
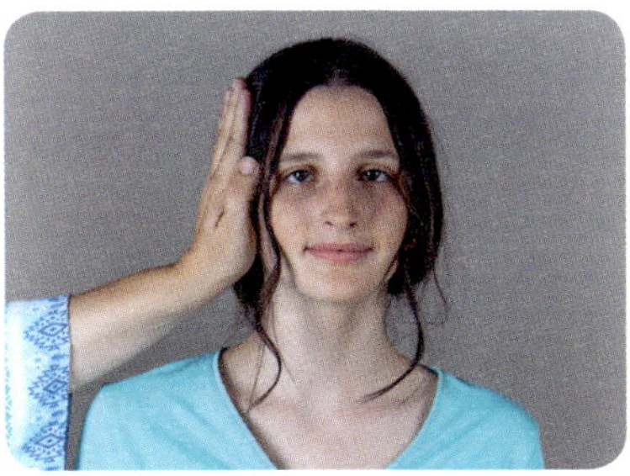
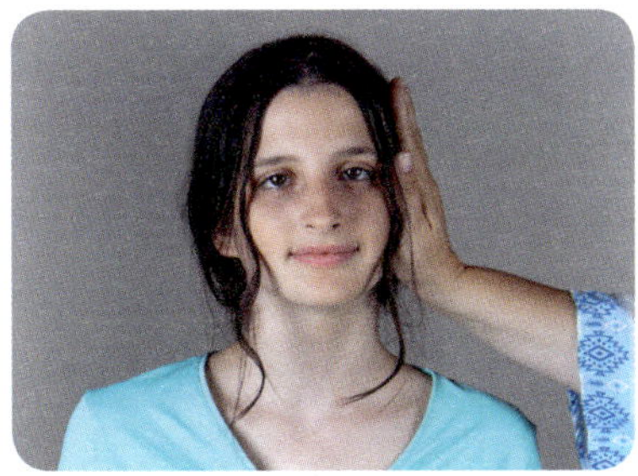

Auch unsere Konditionierung spielt eine Rolle bei den unterschiedlichen Reaktionen der Augen. Stellen Sie sich einmal vor, Sie stehen auf einem Berg oder am Meer und sehen in die Ferne. Wie ist Ihre Haltung? Wohin geht Ihr Blick? Genau, Sie stehen aufrecht und schauen geradeaus oder nach oben – wie beim Drücken nach hinten. Diese Körperhaltung und Blickrichtungen fördern also das Sehen in die Ferne.

Jetzt stellen Sie sich vor, Sie sitzen am PC. Wie ist dann Ihre Haltung? Wohin geht Ihr Blick? Richtig, der Rücken ist gekrümmt, der Kopf nach vorn geneigt, und die Augen blicken nach unten – wie beim Drücken nach vorn. Diese Haltung und Augenposition sind folglich verknüpft mit dem Befehl ans Gehirn, die Augen auf die Nähe einzustellen.

Die Zunge und das Sehen

Wahrscheinlich wundern Sie sich, dass die Zunge etwas mit dem Sehen zu tun haben soll. Aber so ist es. Wie die Augen verfügt die Zunge über viele Rezeptoren, die auf bestimmte Reize reagieren und Signale weiterleiten. Amerikanischen Forschern ist es gelungen, diese zu nutzen, um Blinden mithilfe einer Kamera auf einer speziellen Brille das Sehen über die Zunge zu ermöglichen. Die Bilder der Kamera werden über Elektroden auf die Zunge des Brillenträgers übertragen, und dessen Sehzentrum kreiert aus diesen Informationen ein Bild. Umgekehrt können wir auch die Zunge und den Geschmackssinn trainieren, um den Sehsinn zu verbessern. Die Bereiche im Gehirn, die für das Sehen und das Schmecken zuständig sind, liegen nahe beieinander. Schließlich werden alle Sinne im Verbund gelernt.

Probieren Sie doch einmal Folgendes aus: Setzen Sie sich bequem hin, und schließen Sie die Augen. Denken Sie an einen Apfelbaum, und betrachten Sie ihn mit Ihrem inneren Auge ganz genau: vom Stamm über die großen und kleinen Äste bis hin zu den äußersten Blättern. Der Baum trägt Früchte. Sie greifen nach einem Apfel, pflücken ihn vom Baum und fühlen seine glatte Schale. Riechen Sie am Apfel, nehmen Sie seinen Duft wahr. Dann beißen Sie hinein. Es knackt, und der süßsaure Saft breitet sich in Ihrem Mund aus.

Wie ist es Ihnen ergangen? Konnten Sie sich gut auf diese kleine Übung einlassen? Haben Sie den Duft des Apfels wahrgenommen, das Geräusch beim Hineinbeißen gehört und den fruchtigen Geschmack regelrecht auf der Zunge gehabt? Oder ist Ihnen das alles sehr schwergefallen?

In unserer modernen Welt verlassen wir uns hauptsächlich auf den Seh- und den Hörsinn. Das überlastet und schwächt sie. Gleichzeitig bewirkt es, dass die anderen Sinne zunehmend ausgeblendet werden, denn das Gehirn folgt der Regel »Use it, or lose it« – Benutze es, sonst verlierst du es. Das ist ein ökonomisches Prinzip: Das Gehirn spart Energie, wenn es nicht alle Informationen, die es über unsere fünf Sinne erhält, verarbeiten muss.

Über die Zunge können wir Geschmäcke wahrnehmen und unterscheiden. Doch nicht nur das.

Zu ihren weiteren Aufgaben gehören:

- Unterstützung der Atmung
- Beteiligung an Sprachbildung und Mimik
- Stabilisierung des Kiefers
- Stabilisierung des Kopfes
- Stabilisierung des Nackens
- Hilfe bei der Verdauung

Interessant für das Sehtraining ist ihre Funktion der Kopf- und Nackenstabilisation. Können wir unseren Kopf nicht ruhig halten, ist der visuelle Input viel höher und chaotischer als bei einer stabilen Haltung. Dadurch, dass sich der Sehsinn ständig auf die wechselnden Eindrücke einstellen muss, wird er enorm gefordert. Probieren Sie doch einmal, dieses Buch weiterzulesen, während Sie den Kopf bewegen. Schwierig, oder?

Wie kommt es, dass die Zunge Einfluss auf die Stabilisation des Nackens hat und in der Folge auf die Bilder, die wir sehen? Die Zunge ist ein Muskel, der aus mehreren Muskelgruppen besteht. Diese sind sowohl im Mund als auch im Nacken verankert. Durch diese Verbindungen können die Position und die Bewegungen der Zunge die Spannung in den umliegenden Muskeln, einschließlich derjenigen in Nacken, Hals und Kiefer, beeinflussen.

Wenn die Zunge gerade nicht gebraucht wird, ruht sie oft entspannt im Bereich des Unterkiefers. Ist es bei Ihnen auch so? Wenn dem so ist, empfehle ich Ihnen, das ab heute zu ändern. Denn diese Position, die viele Menschen als angenehm empfinden, führt zu Verspannungen im Schulter- und Nackenbereich, was u. a. Spannungskopfschmerzen begünstigt.

Die Fehlstellung der Zunge kann zu einem Muskelungleichgewicht führen, das sich auf den Kiefer überträgt und sich weiter bis zu den Augen fortsetzt. Der Grund dafür liegt in der neuronalen Verbindung zwischen den benachbarten Bereichen im Gehirn, die die Zungen- und die Augenbewegungen steuern.

ZUNGENGRUNDPOSITION

Berühren Sie mit der Zungenspitze die oberen Schneidezähne. Ziehen Sie sie dann ein wenig zurück, und drücken Sie sie sanft flächig gegen den Gaumen. Schlucken Sie 2 bis 3 Mal. Das hilft, die neue Position zu integrieren und zu automatisieren. Wiederholen Sie das im Laufe des Tages immer wieder.

Am Anfang fühlt sich die neue Position wahrscheinlich ungewohnt an, aber das legt sich. Ich selbst habe mich auch umtrainiert und empfinde den Unterschied als enorm. Gerade dann, wenn Sie oft am Bildschirm arbeiten oder andere Tätigkeiten im Sitzen ausführen, werden Sie davon profitieren.

Durch diese Position der Zunge wird übrigens auch die Nasenatmung forciert, die wiederum das parasympathische Nervensystem aktiviert und somit zur Entspannung der Augen und des ganzen Körpers beiträgt.

Da die Zunge so großen Einfluss auf unser Sehen hat, stelle ich Ihnen im Folgenden weitere Zungenübungen vor. Zur Vorbereitung kann zudem die Integration des Moro-, des Furcht-Lähmungs-, des tonischen Labyrinth- und des Landau-Reflexes (ab S. 45) sinnvoll sein.

ZUNGENKREISEN

Öffnen Sie den Kiefer, aber lassen Sie die Lippen geschlossen. Schieben Sie die Zunge zwischen die Zahnreihen, und umkreisen Sie die Lippen von innen. Rotieren Sie einige Male im Uhrzeigersinn, dann wechseln Sie die Richtung. Das stärkt die Zungenmotorik.

ZUNGENPENDEL

Öffnen Sie den Kiefer, aber lassen Sie die Lippen geschlossen. Pendeln Sie mit der Zunge im Mundraum hin und her. Tippen Sie dabei die Mundschleimhaut an der Innenseite der Wangen an. Diese Übung stärkt die Zungenmuskulatur und verbindet die beiden Gehirnhälften miteinander, wodurch das räumliche Sehen und das Fusionsvermögen der Augen verbessert wird.

ZUNGENFERTIGKEIT

Diese Übung ist nicht für kleine Kinder geeignet!

Suchen Sie sich einen kleinen Gegenstand wie einen Würfel, eine Murmel oder einen Edelstein, und säubern Sie ihn. Nehmen Sie ihn in den Mund, und bewegen Sie ihn mit der Zunge hin und her. Mit etwas Training können Sie auch mehrere Objekte verwenden. Dadurch fördern Sie die Sensorik und die Motorik der Zunge.

ZUNGENDEHNUNG

Bei dieser Übung gibt es zwei Varianten.

Aktive Zungendehnung: Strecken Sie die Zunge heraus, nach oben, unten, rechts und links, sodass sie in alle Richtungen sanft gedehnt wird. Dadurch wird die Nackenmuskulatur gelockert und Kopfschmerzen entgegengewirkt.

Passive Zungendehnung: Hierfür brauchen Sie ein sauberes Tuch, z.B. aus Mikrofaser. Greifen Sie damit die Zunge, und ziehen Sie sie ganz sanft und vorsichtig nach vorn, nach unten, nach oben und zu den Seiten.

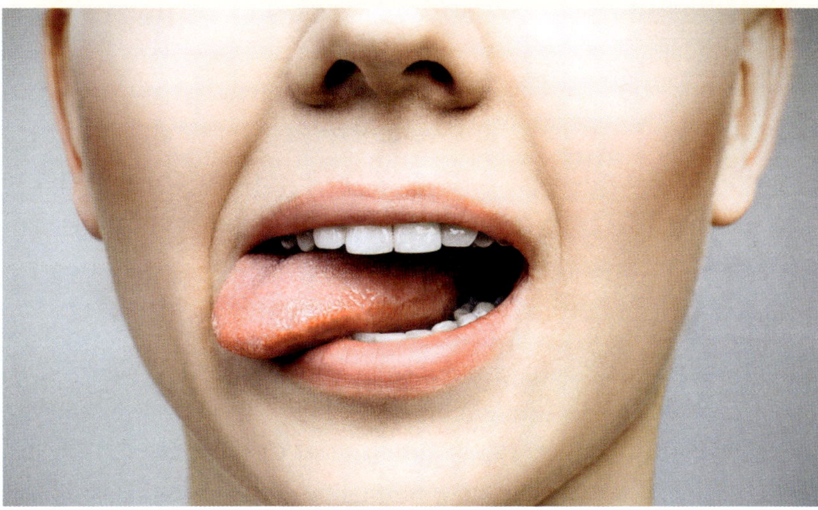

MIT ALLEN SINNEN SEHEN

Unsere fünf Sinne – Sehen, Hören, Riechen, Schmecken und Tasten – arbeiten zusammen, damit wir ein umfassendes Bild unserer Umgebung erhalten. Sie sind durch neuronale Netzwerke im Gehirn miteinander verbunden, was die multisensorische Integration ermöglicht. Diese Verknüpfung ist entscheidend, wenn es darum geht, Reize zu deuten und auf die Umwelt zu reagieren.

Ist die Verschaltung ungewöhnlich stark, entsteht eine Synästhesie, und die Menschen können Farben hören, Geräusche schmecken … Mit einigen Nervenfortsätzen sind die Sinne aber bei jedem untereinander verknüpft und wirken daher auch zusammen.

Der Sehsinn und der Hörsinn ermöglichen es uns, die Umgebung zu interpretieren. Wenn wir beispielsweise jemanden sprechen sehen, hilft uns das, das Gesprochene besser zu verstehen. Beide Sinne tragen zur räumlichen Orientierung bei, da die Paarigkeit von Augen und Ohren eine Verortung der Reizquelle ermöglicht. Sehen und hören wir eine Schallquelle, können wir leichter bestimmen, woher der Schall kommt und wie weit die Quelle entfernt ist.

Der Sehsinn und der Geruchssinn arbeiten zusammen, damit wir Objekte oder Situationen erkennen. So beeinflusst der Anblick von Essen zusammen mit dessen Geruch die Identifizierung und Erwartung des Geschmacks. Gerüche sind in der Lage, starke Emotionen und Erinnerungen in uns auszulösen. Der Duft eines bestimmten Parfüms kann z. B. das Bild einer Person vor unserem inneren Auge aufsteigen lassen, unsere Erinnerungen an sie wachrufen.

Der Anblick von Lebensmitteln beeinflusst unsere Geschmackserwartungen. Farben und Präsentation spielen eine große Rolle, wenn es um den Genuss von Essen geht.

Durch den Sehsinn können wir Objekte erkennen und räumlich einordnen. Der Tastsinn unterstützt uns dabei, deren Oberfläche und Form zu identifizieren. Beide Sinne sind notwendig für die Auge-Hand-Koordination, die bei alltäglichen Handlungen wie dem Greifen von Objekten wichtig ist.

Die **multisensorische Integration** findet in verschiedenen Hirnregionen statt, vor allem in Bereichen wie dem Thalamus und dem Kortex. Diese Regionen kombinieren Informationen von verschiedenen Sinnen, um eine kohärente Wahrnehmung zu erzeugen. Je besser die Informationen der anderen Sinne sind, desto leichter fällt es dem Gehirn, das Gesehene zu interpretieren und ein klares Bild zu erzeugen. Indem Sie einen Sinn verfeinern, unterstützen Sie folglich Ihre gesamte Wahrnehmung.

Der Geruchssinn und das Sehen

Wir Menschen können über eine Billion Gerüche unterscheiden. Duftmoleküle gelangen beim Einatmen in die Nase und werden von der Schleimhaut eingefangen. Von dort aus werden sie ins Innere der Nasenhöhle transportiert, wo sich etwa 30 Millionen Riechzellen befinden. Jede Riechzelle trägt Rezeptoren für bestimmte Duftstoffe, die durch die Moleküle stimuliert werden.

Diese Reize werden dann über die Riechnerven ans Gehirn weitergeleitet. Die Informationen werden dort zunächst vom Riechkolben gesammelt und verarbeitet. Von da aus gelangen sie zum limbischen System und zum Hippocampus. Diese Bereiche sind für die Verarbeitung und Speicherung von Erinnerungen und Gefühlen zuständig, was deren engen Zusammenhang mit Gerüchen erklärt. Da Gerüche nicht für sich abgespeichert werden können, verknüpfen wir sie einerseits spontan mit Bildern, Orten oder Personen, also dem visuellen Gedächtnis, und andererseits mit Begriffen aus dem semantischen Gedächtnis.

Der Geruchssinn ist der unmittelbarste der menschlichen Sinne, da Düfte direkt auf das limbische System im Gehirn wirken. Signale, die wir durch Sehen, Hören oder Fühlen aufnehmen, müssen hingegen erst in der Großhirnrinde verarbeitet werden. Riechzellen sind im gesamten Körper verteilt, es gibt z. B. etwa 20 verschiedene Duftsensoren in den obersten Hautschichten, die chemische Moleküle erkennen können. Auf diese Weise nehmen wir Gerüche nicht nur mit der Nase, sondern auch über die Haut wahr.

Wie bereits erwähnt, sind die menschlichen fünf Sinne miteinander verbunden und werden teilweise gemeinsam verarbeitet. Der Geruchssinn, der besonders eng mit dem Geschmackssinn verknüpft ist, lässt sich wie alle anderen Sinne trainieren. Das ist auch oft nötig, denn er kann nicht nur durch verschiedene Infektionserkrankungen beeinträchtigt werden, sondern auch durch künstliche Duftstoffe, die z. B. in Kosmetikartikeln, Haushaltsreinigern und Raumparfüms enthalten sind. Diese können die Geruchsrezeptoren überlasten, die Nasenschleimhäute reizen, die natürliche Geruchswahrnehmung verändern oder auch allergische Reaktionen hervorrufen.

Wenn wir unseren Geruchssinn verfeinern wollen, sollten wir daher mit natürlichen Düften arbeiten. Am besten eignen sich reine ätherische Öle. Jedoch ist auch hier Vorsicht geboten, da der Begriff »ätherisches Öl« nicht geschützt ist und es künstlich hergestellte Produkte gibt, die mitunter als Bioqualität verkauft werden.

Es gibt verschiedene Formen der Riechstörungen, denen neben den bereits genannten Ursachen auch negative Erlebnisse zugrunde liegen können, mit denen bestimmte Düfte verbunden werden.

Folgenden Riechstörungen können wir durch Übungen entgegenwirken:

- vermindertes Geruchsvermögen (Hyposmie)
- vollständiger Geruchsverlust (Anosmie)
- übermäßige Wahrnehmung von Gerüchen (Hyperosmie)

Das Riechtraining wurde von Prof. Thomas Hummel entwickelt. Dabei werden intensive Düfte genutzt, die es nicht zu erraten, sondern bewusst wahrzunehmen gilt.

Klassisch werden vier ätherische Öle verwendet, die auch als Riechset erhältlich sind:

- ein frischer, klärender Duft, z. B. Pfefferminze, Eukalyptus
- ein lieblicher Duft, z. B. Rose, Jasmin
- ein bitterer Duft, z. B. Gewürznelke
- ein saurer Duft, z. B. Zitrone, Limette, Grapefruit

Auch wenn Sie die Düfte anfangs nicht oder nur sehr schwach wahrnehmen, kann das Training dazu beitragen, dass die Geruchsrezeptoren stimuliert werden und sich regenerieren. Es wird über Wochen bis Monate durchgeführt. Wie so oft gilt auch hier: Dranbleiben lohnt sich. Wenn Sie die ätherischen Öle als zu intensiv empfinden, können Sie sie mit einem geruchsneutralen Öl verdünnen. Mit zunehmender Desensibilisierung der Geruchsrezeptoren können Sie die Verdünnung schrittweise reduzieren.

RIECHEN, HÖREN, SEHEN

Durch diese Übung werden der Geruchs-, Hör- und Sehsinn miteinander verknüpft, wodurch sich das Gehirn den Geruch besser merken kann, also das Gedächtnis trainiert wird. Besorgen Sie sich vier ätherische Öle, die die vier Grundgerüche frisch, lieblich, bitter und sauer repräsentieren, sowie ein Bild der jeweiligen Pflanze. Führen Sie das Dufttraining morgens und abends mit jeweils zwei Ölen durch, und lüften Sie vorher gut durch, damit andere Gerüche abziehen können.

Wählen Sie ein Öl aus, und halten Sie das geöffnete Fläschchen in einem Abstand von 4 bis 6 cm unter die Nase. Sagen Sie den Namen der Pflanze, erschnuppern Sie den Duft für 10 bis 30 Sekunden, und sehen Sie sich dabei das Bild von der Pflanze an. Wiederholen Sie das 5 Mal, und lassen Sie sich Zeit dabei. Legen Sie danach eine kleine Pause ein, bevor Sie sich dem zweiten Duft zuwenden.

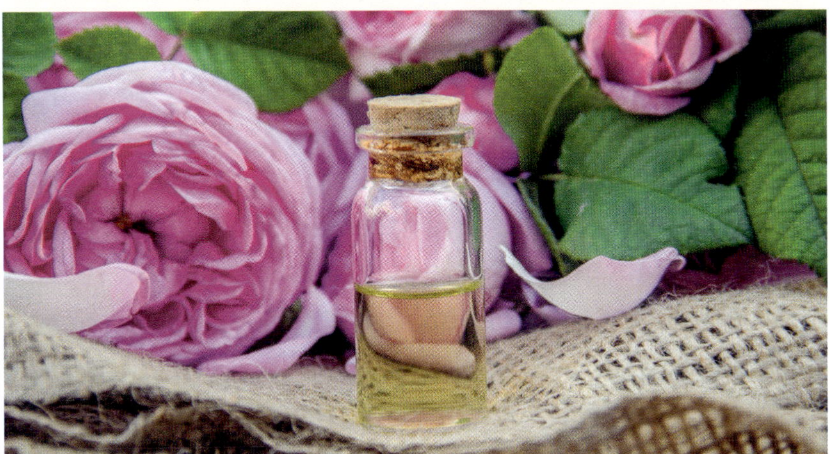

GERUCHSBALANCE

Oft nehmen wir Gerüche über ein Nasenloch besser wahr als über das andere. Das kann u. a. an der unterschiedlichen Durchblutung der Nasenlöcher oder der Anzahl der Riechzellen liegen. Mit dieser Übung können Sie für Ausgleich sorgen.

Wählen Sie ein ätherisches Öl, und riechen Sie für einige Sekunden daran. Halten Sie sich dabei ein Nasenloch zu. Wechseln Sie anschließend die Seite. Führen Sie diese Übung 1 bis 2 Mal täglich durch.

Diese Übungen können Sie auch mit getrockneten Kräutern durchführen und um weitere Düfte erweitern.

Wenn Sie Ihren Geruchssinn testen möchten, kann ich Ihnen einen Besuch von Schloss Freudenberg in Wiesbaden empfehlen. Dort gibt es eine Duftorgel mit vielen unterschiedlichen Gerüchen, die es zu identifizieren gilt. Ich habe zwar ein gutes Näschen, aber diese Übung war auch für mich eine Herausforderung.

Sie können sich auch selbst eine Duftorgel bauen. Füllen Sie dazu einfach verschiedene Kräuter in blick- und luftdichte Gefäße, und beschriften Sie sie am Boden.

Der Geschmackssinn und das Sehen

Wie selbstverständlich wir Menschen unseren Geschmackssinn nehmen, wird uns meist erst dann bewusst, wenn er nicht mehr so funktioniert, wie er sollte. Es gibt verschiedene Ursachen, die zu seinem allmählichen Nachlassen oder plötzlichen Ausfall führen können, z.B. zunehmendes Alter, Krankheiten wie Diabetes, Parkinson und Alzheimer, virale Infektionen, Rauchen oder Schadstoffe und Chemikalien.

Geschmack ist ein komplexer Sinneseindruck, weil er durch das Zusammenspiel von Geschmacks-, Geruchs-, Tast-, Temperatursinn und Schmerzempfinden entsteht.

Wir können fünf Geschmacksrichtungen unterscheiden: süß, sauer, salzig, bitter und umami (herzhaft). Dafür zuständig sind die Rezeptoren der Geschmacksknospen, die jeweils auf bestimmte chemische Verbindungen reagieren. Die Geschmacksknospen liegen in verschiedenen Papillen (warzenförmigen Erhebungen) der Zunge.

Aus neuronaler Sicht lässt sich die Geschmacksempfindung in zwei Bereiche unterteilen:

- **peripheres Geschmackssystem:** Dazu zählen das Sinnesepithel (Gewebe, das die Geschmacksrezeptoren enthält) in den Geschmacksknospen und die afferenten Neuronen, die die Signale zum Gehirn weiterleiten.

- **zentrales Geschmackssystem:** Hierbei handelt es sich um Verbindungen zum Kortex und Hypothalamus, die die Signale empfangen, weiterverarbeiten und interpretieren.

Die Zunge wird von mehreren Nerven innerviert. Die Geschmacksknospen des Gaumens werden durch den Nervus petrosus major, einen Ast des Gesichtsnervs, versorgt. Ein weiterer Abgang ist die Chorda tympani, die für die vorderen zwei Drittel der Zunge zuständig ist. Die restlichen Zungenareale werden vom Zungen-Rachen-Nerv innerviert, wohingegen die Geschmacksknospen der Epiglottis vom Ramus pharyngeus, einem Ast des Vagusnervs, versorgt werden.

Der aufgenommene Geschmack wird in den Thalamus und danach in den primären gustatorischen Kortex weitergeleitet. Hier kommt es zu ersten Assoziationen mit anderen Sinneseindrücken. Im orbitofrontalen Kortex befindet sich der sekundäre gustatorische Kortex, der sich zum Teil mit dem sekundären olfaktorischen Kortex überschneidet, was die enge Verbindung von Geruchs- und Geschmackssinn erklärt. Außerdem gibt es Verschaltungen mit dem Hypothalamus und dem limbischen System. Im limbischen System werden unsere Gefühle gespeichert. Das ist der Grund, weshalb Geruch und Geschmack direkt auf unsere Emotionen wirken.

Der Sehsinn spielt natürlich ebenfalls eine Rolle bei der Wahrnehmung von Geschmack. Informationen über das Aussehen von Nahrung wie Farbe und Form beeinflussen unsere

Erwartungen und letztlich auch unser Geschmacksempfinden. So hielten z. B. die Menschen in einem Versuch einen braun gefärbten Vanillepudding bei der Verkostung für einen Schokopudding. Die visuellen Eindrücke werden im orbitofrontalen Kortex mit gustatorischen und olfaktorischen Signalen verknüpft, was zu einer multisensorischen Erfahrung führt. Beispielsweise kann der Anblick einer appetitlich angerichteten Mahlzeit die Intensität des Geschmacks verstärken.

Da der Vorgang des Schmeckens so komplex ist, können wir beim Training des Geschmackssinns alle Sinne einbeziehen.

Beim Essen spielt der Geruchssinn eine entscheidende Rolle, weil er den Geschmack ergänzt und bereichert. Stellen Sie sich vor, Sie könnten nur die fünf Grundgeschmacksrichtungen wahrnehmen – das würde den Genuss deutlich einschränken. Erst durch das Zusammenspiel von Geschmack und Geruch können wir die vielfältigen Aromen von Lebensmitteln erkennen. Dadurch wird die Nahrungsaufnahme zu einem sinnlichen Vergnügen. Mit dem Genuss werden im Körper Serotonin und Endorphine ausgeschüttet. Diese Glückshormone wirken als natürliche Stimmungsaufheller. Neben dem Geruchssinn sind der Tastsinn, der Temperatursinn und das Schmerzempfinden ebenfalls wichtig, weil wir durch sie im Mund wahrnehmen, ob unser Essen weich, hart, knusprig, heiß, kalt oder scharf ist. Auch Geräusche wie das Knacken, wenn wir in einen Apfel beißen, werden verarbeitet, was vor allem kleinen Kindern große Freude bereitet. Meine jüngste Tochter ist gerade zwei Jahre alt geworden und genießt es, Cocktailtomaten im Mund zerplatzen zu lassen. Nicht zuletzt spielt der Sehsinn eine große Rolle. Wie heißt es so treffend: Das Auge isst mit. Wenn etwas liebevoll angerichtet ist, schmeckt es gleich doppelt so gut.

Nutzen wir also dieses Zusammenspiel unserer Sinne, um unseren Geschmackssinn genüsslich zu trainieren.

GEWÜRZERLEBNIS

Viele Menschen leiden z. B. nach einer viralen Infektion unter Geruchs- und Geschmacksverlust. Um diese Sinne zu trainieren, sind z. B. folgende Gewürze gut geeignet: Kardamom, Vanille, Orangenschale, Minze, Zimt, Zitronengras, Koriander, getrocknete Steinpilze, Liebstöckel.

Wählen Sie ein Gewürz aus, und riechen Sie wie bei einer Weinverkostung daran, bevor Sie es in den Mund nehmen. Sie können auch den Namen des Gewürzes aussprechen und sich ein Bild von der Pflanze ansehen, um den Hör- und Sehsinn zu integrieren. Machen Sie danach eine Pause, und spülen Sie den Mund mit Wasser, bevor Sie sich dem nächsten Gewürz zuwenden.

Wenn Sie einige Zeit mit den einzelnen Gewürzen trainiert haben, können Sie sie kombinieren und zum Würzen Ihrer Speisen verwenden. Es gibt auch spezielle Gewürzmischungen, die Köche in Zusammenarbeit mit einer Kräuterfirma kreiert haben, um die Geschmacksknospen von Menschen zu stimulieren, die in Folge von Covid-19 nicht oder nur eingeschränkt schmecken und riechen können.

GESCHMACKSERKENNUNG

Nehmen Sie einen Apfel, eine Karotte, eine Birne und eine Sellerieknolle, und schneiden Sie sie in mundgerechte, gleich große Würfel, sodass sie anhand der Haptik nicht zu unterscheiden sind. Schließen Sie die Augen, nehmen Sie einen Würfel in den Mund, und versuchen Sie, das Lebensmittel zu erkennen. Wenn Ihnen das gut gelingt, probieren Sie das Ganze auch einmal mit zugehaltener Nase. Mit großer Sicherheit wird Ihnen das schwerer fallen.

AUGEN ZU UND GENIESSEN

Um den Geschmackssinn zu verfeinern, können Sie beim Essen immer wieder die Augen schließen. Lassen Sie sich Zeit, um alle Aromen und Geschmacksnuancen wahrzunehmen und ganz bewusst zu genießen.

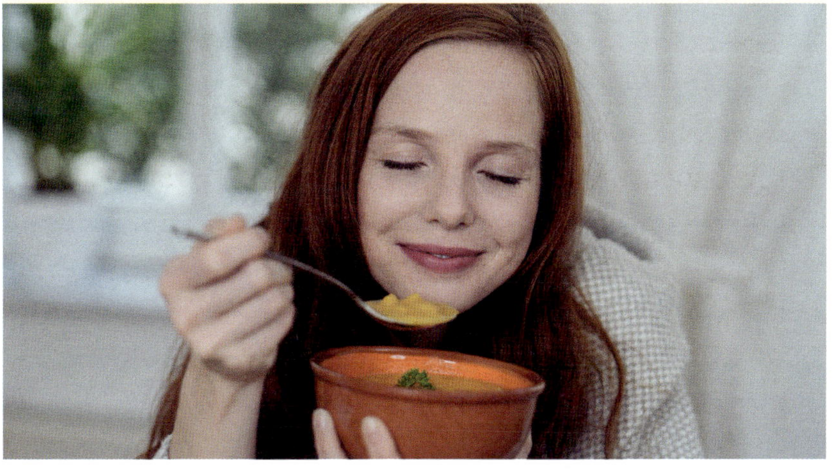

SÜSS, SAUER, SALZIG, BITTER

Für diese Übung brauchen Sie Zucker, Zitronensaft, Salz und Wermuttee für die Geschmacksrichtungen süß, sauer, salzig und bitter.

Lösen Sie 1 EL Zucker in 1 Liter Wasser auf, und geben Sie etwas davon auf die Zunge. Schmecken Sie die Süße? Wenn dem so ist, reduzieren Sie den Zuckergehalt, wenn nicht, erhöhen Sie ihn. Verfahren Sie auf die gleiche Weise mit den anderen Zutaten. Beginnen Sie mit 3 TL Zitronensaft, 1 TL Salz und 1 TL Wermuttee (hier kochendes Wasser verwenden und Tee ziehen lassen). Mit der Zeit werden Sie feststellen, dass Sie die Dosierung reduzieren können.

Trainieren Sie immer nur eine Geschmacksrichtung pro Tag.

TOLLE KNOLLE

Wenn Sie Pellkartoffeln kochen, essen Sie sie doch einfach einmal aus der Hand. Spüren Sie die Wärme und die Beschaffenheit der Schale. Riechen Sie daran. Nehmen Sie ganz bewusst den Duft wahr, der Ihnen in die Nase steigt. Beißen Sie ein Stück ab, und zerdrücken Sie es zwischen Gaumen und Zunge. Wie ist die Konsistenz? Fest oder mehlig? Zerfällt es in kleine Stücke oder wird fein wie Püree? Wie schmeckt die Kartoffel? Erdig, süßlich, ein wenig bitter oder eher neutral?

GOOD VIBRATIONS

Mit einer elektrischen Zahnbürste können Sie die Sensorik Ihrer Zunge verbessern. Wenn Sie sie einschalten und an den vorderen Bereich der Zunge halten, wird der Trigeminusnerv stimuliert, weiter hinten werden der Vagusnerv (Nervus vagus) und der Zungen-Rachen-Nerv (Nervus glossopharyngeus) angeregt. Beginnen Sie vorn, und arbeiten Sie sich Stück für Stück weiter nach hinten. Nehmen Sie ca. 5 Minuten lang die Vibrationen ganz bewusst wahr. Es gibt auch Geräte, die speziell hierfür konzipiert sind und verschiedene Oberflächenstrukturen besitzen.

Wenn Sie wollen, können Sie den gesamten Mundraum und dessen Rezeptoren stimulieren. Das wirkt sich positiv auf Ihre Konzentrationsfähigkeit aus, weil Sie Ihre Aufmerksamkeit auf Bereiche lenken, deren Sinnesreize Sie sonst ausblenden.

GURGELN

Diese Übung steigert nicht nur die Wahrnehmung im Mundraum, sondern auch den Tastsinn. Stellen Sie sich Wasser mit unterschiedlichen Temperaturen bereit, dann gurgeln Sie nacheinander damit.

Der Hörsinn und das Sehen

Die menschliche Ohrmuschel ist der von außen sichtbare Teil unseres Hörorgans. Sie bündelt die Schallwellen und leitet sie in den Gehörgang. Dort treffen sie auf das Trommelfell. Dieses dünne Häutchen trennt das Außenohr vom Mittelohr. Die Schallwellen versetzen das Trommelfell in Schwingung. Diese Vibration leiten die drei Gehörknöchelchen, Hammer, Amboss und Steigbügel, durch die Paukenhöhle im Mittelohr bis in das Innenohr. Die Paukenhöhle ist durch die eustachische Röhre mit dem hinteren Rachenraum verbunden. Mithilfe dieses Kanals passen sich die Luftdrücke im Mittelohr und jenseits des Trommelfells einander an. Sie öffnet sich beim Schlucken und Gähnen.

Das Innenohr ist ein knöchernes, etwa erbsengroßes Miniaturlabyrinth mit der Gehörschnecke und dem Gleichgewichtsorgan. Die spiralförmig gewundene Gehörschnecke (Cochlea) enthält eine wässrige Flüssigkeit, die die vom Steigbügel kommenden Schallwellen in Schwingung bringen. Die Haarzellen an der Innenwand der Hörschnecke wandeln die mechanische Wellenbewegung des Schalls in elektrische Signale um. Der Hörnerv sammelt diese Impulse und bringt sie zu unterschiedlichen Regionen des Stammhirns.

Dort werden auch die Laufzeiten aus beiden Ohren verglichen, wodurch das Geräusch geortet werden kann. Die Hörbahnen verlaufen weiter über den Thalamus zur Hörrinde im rechten und linken Temporallappen der Großhirnrinde. Hier vergleicht das Gehirn die Höreindrücke mit bekannten Mustern und bewertet sie anschließend. Hemmende Systeme sorgen dafür, dass nur etwa ein Zehntel der akustischen Signale ins Bewusstsein gelangt. Dazu zählen Eindrücke, die neu, schwer einzuordnen oder mit starken Emotionen verbunden sind, sowie alles, worauf sich ein Mensch konzentriert.

Oft noch bevor wir etwas sehen, riechen oder ertasten, sind wir in der Lage, es zu hören. Nehmen wir ein Auto: Sein Motorengeräusch verrät uns, wo es ist, ob es sich nähert oder entfernt. Durch die Ohren können wir mögliche Gefahren schon aus großer Distanz ausmachen, was entscheidend für unser Sicherheitsempfinden ist. Natürlich funktioniert das nur mit einem intakten Hörsinn. Wenn wir mit zunehmendem Alter schlechter hören oder unsere Ohren ein Trauma erleiden, ist das Erste, was in Mitleidenschaft gerät, der Ortungssinn.

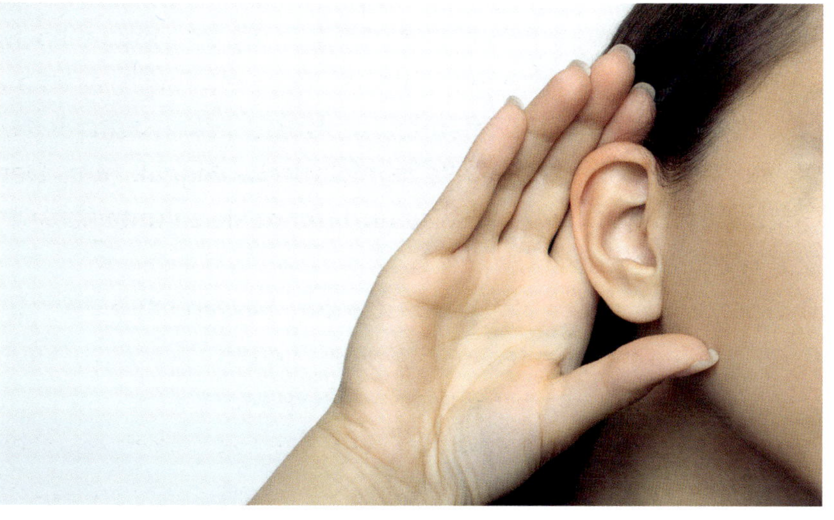

Vor ein paar Jahren begann ich aus reiner Neugier mit dem Hörtraining. In meiner ersten Sitzung saß ich in einem sogenannten Naturschallwandler und wurde vollkommen unerwartet in ein Trauma aus meiner Vergangenheit geführt.

Es ist über 25 Jahren her, da wartete ich zu Hause auf meinen damaligen Freund. Wir wollten in unseren ersten gemeinsamen Urlaub starten, und er war spät dran. Als das Telefon klingelte, dachte ich, dass er es sei, aber stattdessen war es seine Mutter, die mir sagte, dass er einen Unfall gehabt hatte und ein Motorradfahrer dabei ums Leben gekommen war.

Obwohl dieses Erlebnis zum Zeitpunkt der Sitzung schon so lange zurücklag, ich auch schon ewig nicht mehr daran gedacht hatte, offenbarte das Hörtraining, dass der Schock noch immer tief in meinen Zellen saß. Wie äußerte sich das? Ich hörte gut – in manchen Situationen allerdings zu gut. Mir wurde schnell alles zu laut. Dieses Hörphänomen wird auch als Hyperakusis bezeichnet und kann durch ein Hörtrauma ausgelöst werden. Wenn man eine schlimme Nachricht über die Ohren aufnimmt, kann das dazu führen, dass man danach unbewusst ständig in Habachtstellung ist, was großen Stress für den Körper bedeutet. Dies wiederum führt mitunter dazu, dass die Fähigkeit, Geräusche zu orten, nachlässt, was bei mir der Fall war. Mithilfe des Hörtrainings konnte ich dieses Thema jedoch endgültig verarbeiten und den alten Ballast ablegen. Dafür bin ich sehr dankbar.

Es gibt viele Menschen, die z. B. aufgrund von Dauerlärm schlechter hören oder Probleme bei der Ortung von Geräuschen haben. Das erzeugt Stress, weil potenzielle Gefahren nicht mehr frühzeitig erkannt werden können. Die daraus resultierende Anspannung wirkt sich auf den gesamten Körper einschließlich der Augenmuskulatur aus, was Fehlsichtigkeiten erzeugen oder verstärken kann. Das Hörtraining bietet verschiedene Übungen, die man selbst durchführen kann, um die Hörfähigkeit zu verbessern.

RICHTUNGSHÖREN

Für diese Übung benötigen Sie einen Partner. Schließen Sie die Augen. Ihr Partner geht nun leise durch den Raum und macht von unterschiedlichen Punkten aus Geräusche, indem er z. B. mit den Fingern schnipst oder in die Hände klatscht. Sie benennen das jeweilige Geräusch und zeigen mit der Hand in die Richtung, aus der es kommt. Dann öffnen Sie die Augen und vergleichen Ihre Vermutung mit der Wirklichkeit. Wenn es Differenzen gibt, kann Ihr Gehirn die Ortung neu justieren.

WASSERKLANG

Für diese Übung brauchen Sie einen Wasserhahn oder Zimmerbrunnen. Sie können auch im Freien in der Nähe einer natürlichen Quelle trainieren.

Setzen Sie sich mit geschlossenen Augen zunächst so hin, dass Sie das Geräusch des Fließens des Wassers vor sich wahrnehmen. Lauschen Sie für etwa 10 Minuten ganz bewusst diesem Klang. Wenn die Ortung gut klappt, drehen Sie sich um, sodass sich die Quelle hinter Ihnen befindet. Das Gleiche können Sie mit allen Richtungen praktizieren.

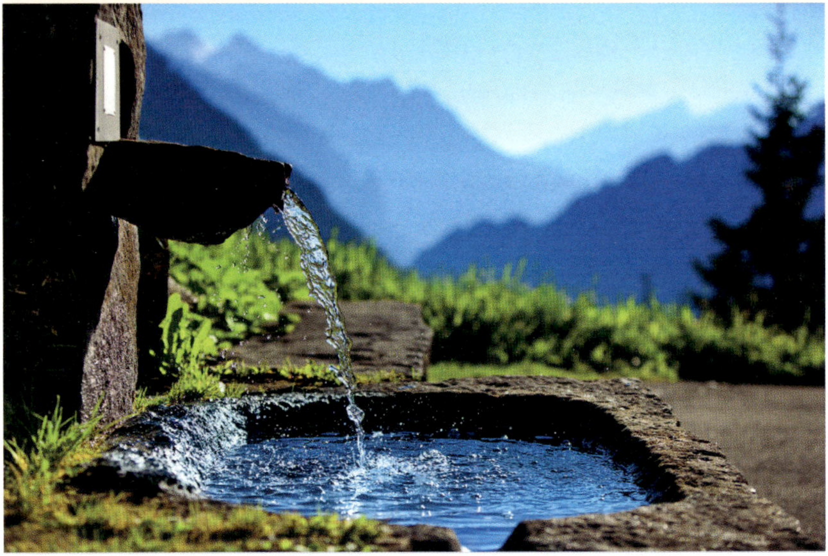

Der Tastsinn und das Sehen

Der Tastsinn ermöglicht es uns, Berührungen, Druck, Vibrationen, Temperatur und Schmerz zu fühlen. Unsere Haut enthält Nervenzellen, die auf verschiedene Reize spezialisiert sind: Mechanorezeptoren reagieren auf Druck, Berührung und Vibration, Thermorezeptoren messen Temperaturveränderungen, und Nozizeptoren erkennen Schmerzreize. Werden diese Rezeptoren stimuliert, erzeugen sie elektrische Signale, die über periphere Nerven zum Rückenmark und dann weiter zum Gehirn geleitet werden.

Wenn wir ein Objekt gleichzeitig ansehen und berühren, werden die Neuronen im visuellen Kortex (Okzipitallappen) und im somatosensorischen Kortex (Parietallappen) stimuliert. Diese Aktivierungen werden über Assoziationsgebiete im parietalen Kortex integriert, die Informationen über die Form, Größe und Textur des Objekts zusammenführen.

Durch das Training des Tastsinns kann die Aufmerksamkeit für feine Details und Strukturen erhöht werden. Diese erhöhte Sensibilität verfeinert auch die visuelle Wahrnehmung, weil das Gehirn lernt, auf subtile Hinweise zu achten.

IM DETAIL

Wählen Sie einen kleinen, komplexen Gegenstand, z. B. ein Schlüsselbund. Schließen Sie die Augen, und erkunden Sie das Objekt in Ruhe mit den Händen. Öffnen Sie danach die Augen, und betrachten Sie das Objekt, während Sie es weiterhin berühren. Achten Sie auf die Details, die Sie durch das Tasten erkannt haben. Wiederholen Sie diese Übung regelmäßig, um die multisensorische Integration zu verbessern.

Sie können den Gegenstand auch vor sich hinlegen und ihn genau betrachten. Schließen Sie dann die Augen, und stellen Sie sich vor, wie sich das Objekt anfühlt, während Sie es in Gedanken erkunden. Öffnen Sie anschließend die Augen, berühren Sie den Gestand, und vergleichen Sie Ihre Vorstellung mit der Realität.

Studien zeigen, dass unsere Denkleistung durch körperliche Berührungen verbessert wird. So können beispielsweise eine Augenmassage sowie Berührungen an Kopf, Nacken, Nase und Ohren Gedächtnisinhalte reaktivieren. Diese Berührungen sind besonders effektiv bei Stress, indem sie uns helfen, uns auf das Wesentliche zu konzentrieren und bei Gesprächen den roten Faden nicht zu verlieren. Auch Erinnerungen, die unser Sehvermögen beeinträchtigen, können hierdurch ins Bewusstsein gebracht und verarbeitet werden.

Dafür nutze ich gern die ESR-Methode (Emotional Stress Release). Dabei handelt es sich um eine Technik aus der Kinesiologie, durch die ein negatives Erlebnis, das wir gesehen haben, und der damit verbundene Stress transformiert werden.

ERINNERUNGEN TRANSFORMIEREN, STRESS LOSLASSEN

Durch die Kombination von Berührung und Vorstellung können negative Erlebnisse transformiert und in positive Erinnerungen umgewandelt werden. Dies fördert eine ausgeglichene emotionale Verfassung und kann Blockaden, die das Sehvermögen beeinträchtigen, lösen.

Legen Sie zwei Finger einer Hand auf die beiden Stirnbeinhöcker, die sich jeweils oberhalb der Pupille in der Mitte der Stirn befinden. Belassen Sie sie während der gesamten Übung dort. Reiben Sie sich gleichzeitig mit der anderen Hand den Hinterkopf, wo sich das primäre Sehzentrum befindet.

Schließen Sie die Augen, und stellen Sie sich eine unschöne Situation vor, die Sie einst erlebt bzw. gesehen haben. Stellen Sie sich danach das Erlebte noch einmal vor, aber lassen Sie den Film dieses Mal rückwärts laufen. Führen Sie sich dann vor Augen, wie Sie die Situation gern erlebt hätten. Machen Sie ein imaginäres Foto von einer besonders schönen Szene. Künftig können Sie jedes Mal, wenn Sie an das Erlebte denken, dieses Foto visualisieren und sich dabei den Hinterkopf reiben.

WARM UND KALT

Es ist bekannt, dass Wechselduschen nach Kneipp den Stoffwechsel anregen. Aber wussten Sie, dass man damit auch den Tastsinn trainieren kann? Durch den Wechsel zwischen warmem und kaltem Wasser werden die Nervenenden in der Haut stimuliert, was deren Sensibilität und Wahrnehmung erhöht.

Stellen Sie sich in die Dusche, und lassen Sie für 1 bis 2 Minuten angenehm warmes, aber nicht zu heißes Wasser über Ihren Körper fließen. Stellen Sie das Wasser dann für 20 bis 30 Sekunden auf kalt. Beginnen Sie an den Füßen, und arbeiten Sie sich langsam nach oben bis zum Hals. Atmen Sie dabei möglichst ruhig und gleichmäßig weiter. Wiederholen Sie diesen Wechsel zwischen warmem und kaltem Wasser insgesamt 3 bis 5 Mal. Beenden Sie die Dusche mit einer kalten Phase.

Sie können den Tastsinn auch durch die gezielte Anwendung von Wärme- und Kühlpacks trainieren. Legen Sie die Packs einfach auf verschiedene Körperbereiche, um die sensorischen Nervenenden zu aktivieren.

Eine weitere Möglichkeit besteht darin, die Hände aneinanderzureiben, bis diese angenehm warm sind, und sie auf Nacken, Schultern, Bauch, Beine usw. zu legen. Spüren Sie bewusst die Wärme und den Druck auf der Haut.

TROCKENBÜRSTEN

Auch diese Anwendung geht auf Kneipp zurück. Da sie anregend und vitalisierend wirkt, führen Sie sie am besten morgens durch. Verwenden Sie eine Trockenbürste mit Naturborsten, die weder zu hart noch zu weich sind. Damit Sie auch den Rücken gut erreichen, empfiehlt sich eine Bürste mit Stiel. Wichtig: Die Bewegungen gehen immer Richtung Herz, also von außen nach innen.

Beginnen Sie mit dem linken Bein. Massieren Sie die Außenseite des linken Fußes mit sanften, kreisenden Bewegungen. Arbeiten Sie sich dann über den Unter- und Oberschenkel bis zum Gesäß vor. Wechseln Sie zur Innenseite des linken Beins. Wiederholen Sie diesen Ablauf anschließend mit dem rechten Bein. Danach kommt der linke Arm dran. Streichen Sie in kleinen Kreisbewegungen vom Handrücken über die Außenseite des Arms bis zur Schulter. Bürsten Sie dann die Innenseite des Arms. Wiederholen Sie das Ganze mit dem rechten Arm. Bürsten Sie anschließend den Bauch- und Brustbereich. Beginnen Sie unterhalb des Bauchnabels, und arbeiten Sie sich sanft nach oben. Massieren Sie zuletzt auch den Rücken.

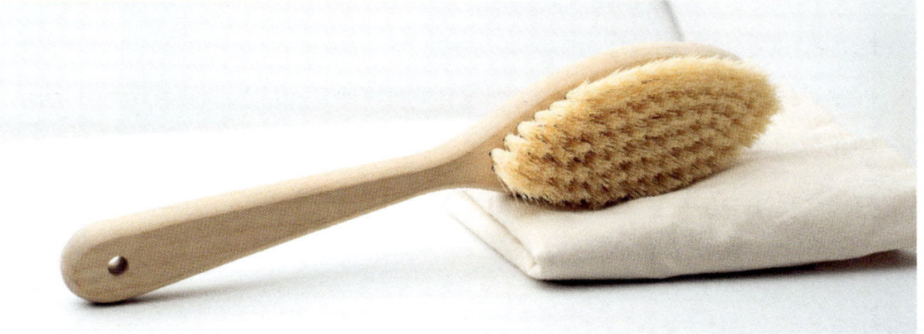

NACHWORT

Nun sind wir am Ende unserer spannenden Reise durch das Thema »neuronales Sehtraining« angekommen. Und es gibt noch so viel, was ich gern mit Ihnen teilen würde.

Vielleicht bietet sich zu gegebener Zeit die Möglichkeit für eine Fortsetzung. Für den Moment möchte ich jedoch das Buch hier abschließen, da ich Ihnen das Wichtigste mit auf den Weg gegeben habe.

Wenn Sie das Buch durchgelesen haben, empfehle ich Ihnen, noch einmal von vorn zu beginnen, sich Kapitel für Kapitel vorzunehmen und auch wirklich alle Übungen durchzuführen. Es wäre schade, wenn es mit seinem wertvollen Inhalt im Regal landen und dort einstauben würde.

Nutzen Sie die vielen Anregungen, um Ihre Sehkraft zu verbessern!

Achten Sie jedoch darauf, sich nicht zu viel auf einmal vorzunehmen. Jede der Übungen ist sehr effektiv und kann viel bewirken. Doch Ihr Körper braucht auch Zeit zur Regeneration und Neuausrichtung.

Gehen Sie also achtsam, entschlossen und auch mit einer großen Portion Freude ans Werk, und gönnen Sie sich zwischendurch immer wieder Ruhephasen, um das Gelernte zu verarbeiten und zu integrieren.

Ich wünsche Ihnen von Herzen, dass Sie mithilfe dieses Buches Ihre volle Sehkraft entfalten können.

Herzlichst
Ihre Caroline Ebert

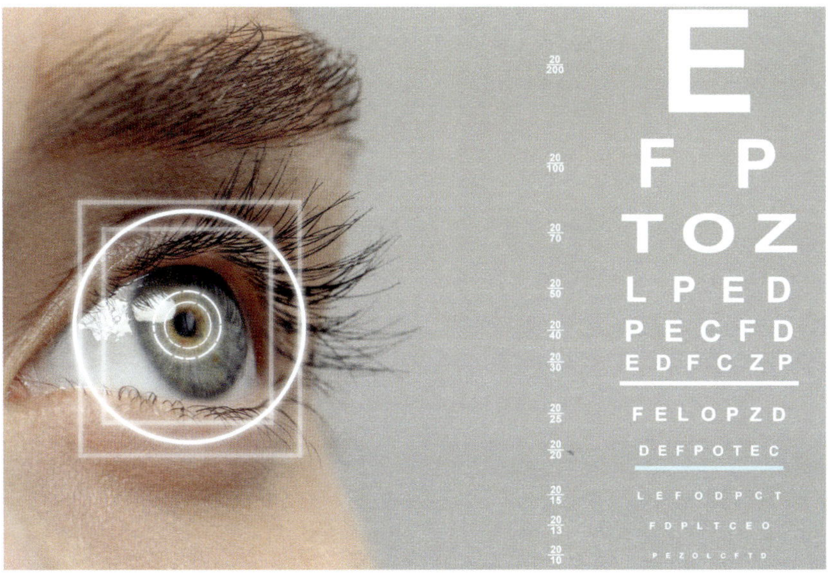

ÜBER DIE AUTORIN

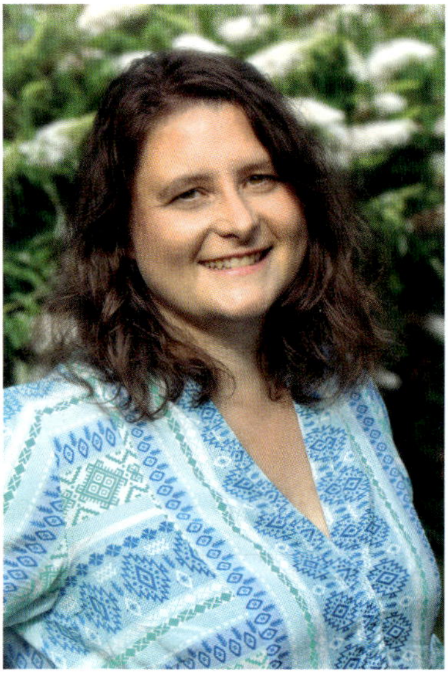

Caroline Ebert ist Optikermeisterin, ganzheitliche Sehtrainerin und Augenkinesiologin. Ihre eigene Kurzsichtigkeit konnte sie mit der von ihr gelehrten Methode erfolgreich behandeln. Sie betreibt die Sehschule »Eyeland« in der Rhön, in der sie bereits zahlreichen Patienten helfen konnte. Zudem gibt sie regelmäßig Augengesundheitsschulungen in Unternehmen.

www.augenschule-eyeland.de

ÜBUNGSVERZEICHNIS

Nasenatmung	**20**
Ohrmassage	**21**
Aktivierung des Sehnervs	**26**
Ballübung	**37**
Übungen zur Integration von frühkindlichen Reflexen	**50**
Palmieren	**72**
Sonnübung	**73**
Kreisübung	**74**
Parallelogrammübung	**77**
Kontrasttafeln	**80**
Beweglichkeitstest 1	**84**
Beweglichkeitstest 2	**85**
Horizontale Sakkaden mit Daumen	**87**
Vertikale Sakkaden mit Daumen	**88**
Sakkaden mit Formen und Farben	**89**
Horizontale und vertikale Sakkaden kombinieren	**90**
Handgelenkrotation	**95**
Handmassage	**97**
Akkommodationsübung 1 mit der Perlenschnur	**101**
Lösen eines Akkommodationskrampfes für bessere Fernsicht	**102**
Lösen eines Akkommodationskrampfes für bessere Nahsicht	**104**

Akkommodationsübung 2 mit der Perlenschnur	**105**
Akkommodationsübung mit der Perlenschnur in Kombination mit Blickrichtung	**106**
Sterne verschmelzen	**108**
Fusionsübung mit der Perlenschnur	**109**
Das seitliche Gesichtsfeld trainieren	**112**
Gleichgewichtstest	**118**
Bildstabilisation trainieren	**119**
Bildstabilisation steigern	**119**
Bildstabilisation mit bewegtem Objekt	**120**
Den vestibulären okulären Sinn stärken	**121**
Die Eule	**125**
Gähnen	**126**
Kieferlockerung mit Band	**126**
Nackenmuskulatur kontrollieren	**127**
Nackenmuskulatur stärken	**127**
Zungengrundposition	**133**
Zungenkreisen	**134**
Zungenpendel	**134**
Zungenfertigkeit	**134**
Zungendehnung	**135**
Riechen, hören, sehen	**141**
Geruchsbalance	**142**
Gewürzerlebnis	**146**
Geschmackserkennung	**147**
Augen zu und genießen	**147**
Süß, sauer, salzig, bitter	**148**
Tolle Knolle	**148**

Good Vibrations	**149**
Gurgeln	**149**
Richtungshören	**153**
Wasserklang	**154**
Im Detail	**156**
Erinnerungen transformieren, Stress loslassen	**157**
Warm und kalt	**158**
Trockenbürsten	**159**

Jeder Mensch ist einzigartig, und genauso individuell sollte auch sein Trainingsplan sein. Daher finden Sie hier keinen festen Übungsablauf. Einige Hinweise möchte ich Ihnen aber mitgeben, wie Sie Ihr persönliches Work-out für Augen und Gehirn gestalten können:

- Probieren Sie zunächst nach und nach alle Übungen in diesem Buch einmal aus. Welche haben einen sofortigen Effekt? Welche empfinden Sie als anstrengend? Und welche machen Ihnen Spaß?
- Stellen Sie sich ein tägliches Programm von ca. 15 Minuten zusammen. Wählen Sie dazu Techniken aus verschiedenen Kapiteln, um unterschiedliche Gehirnareale zu stimulieren. Achten Sie darauf, dass Ihr Training sowohl fordernd als auch entspannend ist.
- Wechseln Sie nicht täglich die Übungen, sondern bleiben Sie mindestens eine Woche bei Ihrer Auswahl. Danach können Sie ein bis zwei Übungen austauschen.

BILDNACHWEIS

Bilder von der Bilddatenbank www.shutterstock.com:
S. 10: # 2466192833 (© sebra), S. 15: # 2491853025 (© Dmytro Buianskyi), S. 21: # 2353780031 (© Master1305), S. 24: # 1658585515 (© VectorMine), S. 30, 31: # 2177993171 (© DiBtv), S. 41: # 1920540779 (© NeslihanGorucu), S. 67: # 2431735815 (© Vatanika), S. 73: # 1191173623 (© Andrey_Popov), S. 99: # 645732745 (© Prostock-studio), S. 103: # 2085555571 (© Yeltsova Margarita), S. 135: # 722275309 (© Kotin), S. 141: # 1104374963 (© Tatevosian Erik), S. 147: # 313694291 (© stockfour), S. 151: # 2466850481 (© Janeberry), S. 154: # 139337444 (© chaossart), S. 159: # 2132192399 (© Imot11), S. 161: # 2313065461 New Africa)

Weitere Bilder:
S. 20, 62–66, 78, 81, 82, 89, 91, 93, 108, 113–115, 121–123: © Schirner Verlag
S. 51–60, 84, 85, 96, 126, 129: © Andrea Kowitz-Vierheller
S. 72: © Caroline Ebert

DIE SEHKRAFT GANZHEITLICH VERBESSERN

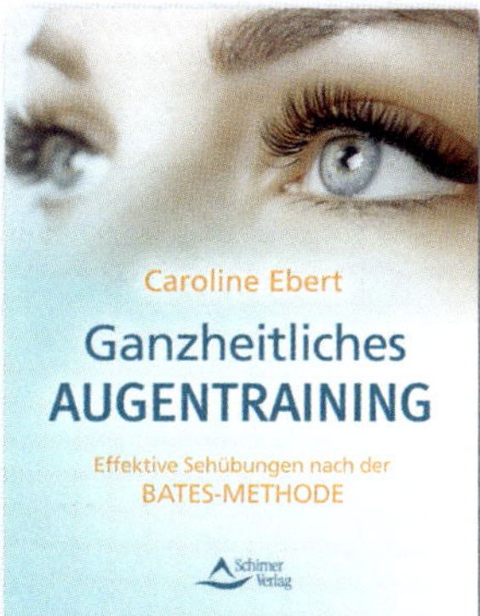

144 Seiten
ISBN 978-3-8434-1532-3

Caroline Ebert
Ganzheitliches Augentraining
Effektive Sehübungen nach der Bates-Methode

Das neunstufige Programm zur Stärkung der Sehkraft – basierend auf den Erkenntnissen von William H. Bates, dem Urvater des Augentrainings.

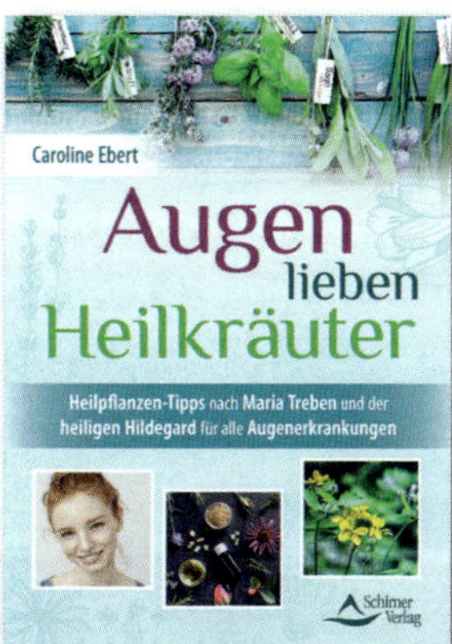

128 Seiten
ISBN 978-3-8434-1368-8

Caroline Ebert
Augen lieben Heilkräuter
Heilpflanzen-Tipps nach Maria Treben und der heiligen Hildegard für alle Augenerkrankungen

Eine Sammlung natürlicher Heilpflanzenrezepte für die Augen – inspiriert von Kräuterheilkundigen wie der heiligen Hildegard, Paracelsus und Maria Treben.

Schirner Verlag

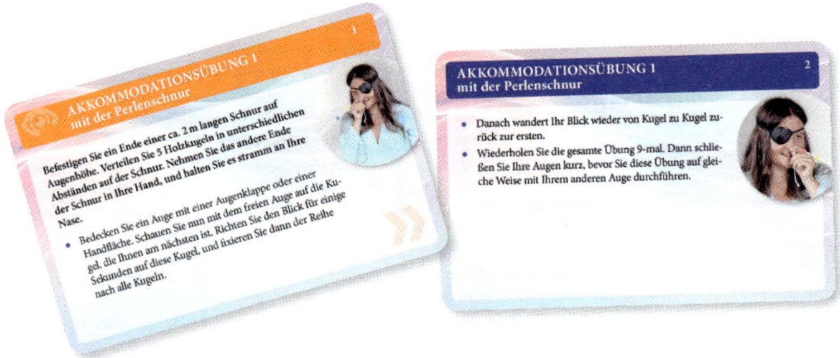

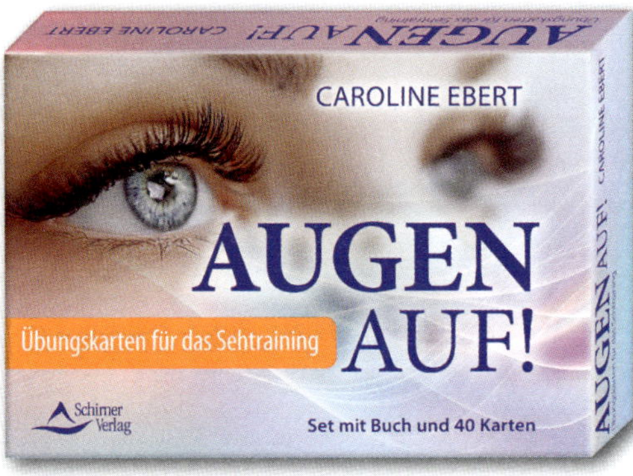

Caroline Ebert
Augen auf!
Übungskarten für das Sehtraining

Mit den praktischen Arbeitskarten ganz leicht die richtige Augenübung finden.

Set mit Anleitung und 40 Karten
ISBN 978-3-8434-9195-2

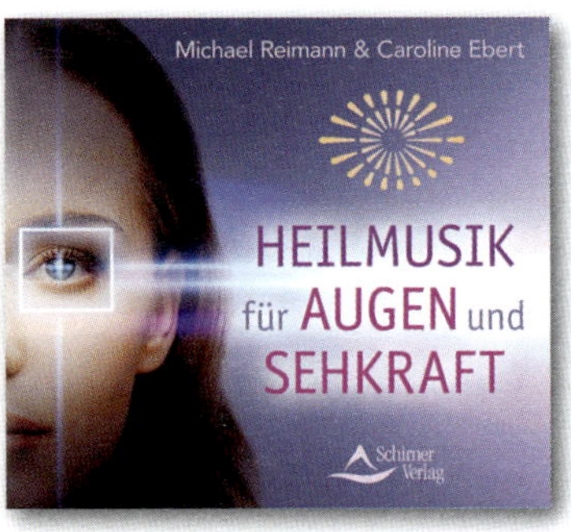

Caroline Ebert
Michael Reimann
Heilmusik für Augen und Sehkraft

Frequenzen, die die Sehkraft unterstützen – vom Komponisten der erfolgreichen »Heilmusik«-Reihe.

Audio-CD, ca. 72 Min.
ISBN 978-3-8434-8366-7

Schirner Verlag